授業で現場で
役に立つ！

子どもの健康と安全
演習ノート

改訂第2版

編　著　小林美由紀　白梅学園大学子ども学部教授

編集協力　榊原　洋一　お茶の水女子大学名誉教授
　　　　　森脇　浩一　埼玉医科大学総合医療センター小児科教授

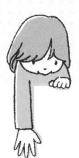

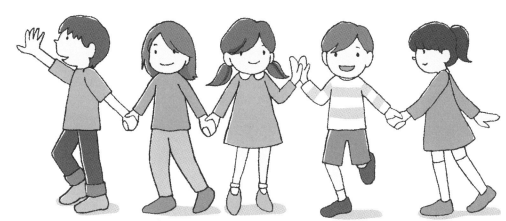

診断と治療社

改訂第 2 版序文

　『子どもの健康と安全 演習ノート』は，前身の『小児保健実習ノート』『子ども
の保健演習ノート』の発行から足掛け 14 年が経ちました．子どもを巡る環境で
は様々変化がありましたが，子どもの保健を実践するにあたり，子どもたちの成
長を見守り，現場での活動を見据えながら考えるというコンセプトは，今も変わ
りません．

　今回の改訂では，『子どもの保健テキスト』と合わせて時代とともに変化してい
る小児科医療の新しい知見やワクチンや感染症についての記述を追加するととも
に，『子どもの保健演習ノート』で演習として取り上げていた発育，発達の記述を
追加しました．

　子どもの健康は，子どもたちを取り巻く環境によって変化していくものですが，
この 1 年半で起きたコロナ禍では，まだ先が見通せないなかで大きな影響が懸
念されています．社会的な不安が継続するなかで，将来を支える子どもたちの健
やかな成長を支えるためには，私たちに何ができるでしょうか．そんな問いかけ
のなかで，何とかこの困難を乗り越えようと多くの方々が声をあげはじめていま
す．こんな時期だからこそ，経験に裏打ちされた知見を実践してきた保育の専門
性をさらに磨き上げるチャンスかもしれません．

　今回の改訂におきましても診断と治療社の編集部の方々には，きめ細かな校正
と文章の推敲において支えていただきました．日々進歩する小児科の知見につい
ては，榊原洋一先生，森脇浩一先生に多くの助言をいただきました．

　子どもたちと関わる多くの方々とともに，これからも学び続けながら，子ども
たちの育ちと環境を見守っていきたいと思います．

2021 年 10 月吉日

小林美由紀

初版序文

　いつの時代も，子どもの事故や予期せぬ病気，虐待のニュースに触れるほど痛ましいことはありません．その度に，どうしたらそうした不幸なことがなくなるのか，私たちに何が足りないのかと考え込まざるをえません．

　世界保健機関憲章の前文には，「子供の健やかな成長は，基本的に大切なことです．そして，変化の激しい種々の環境に順応しながら生きていける力を身につけることが，この成長のために不可欠です」(日本 WHO 協会訳文)と書かれています．

　子どもたちは，生まれてくる条件，場所や環境を選ぶことはできません．先天的な素質だけでなく，育ててくれる人，経済的環境も子どもの意思で選んだものではありません．それだけに，子どもの環境をつくっている私たちの責任は重いと言えるでしょう．子どもたちが健やかに成長をしていくためには，子どもたち自身が自分で選んだわけではない種々の環境に適応していかなければなりません．私たちは，一人ひとりの子どもが置かれている状況を把握して，必要な支援を考えていく必要があると言えます．

　乳幼児が過ごす場所には，保育所，幼稚園の他に，両方の性格を併せ持つ認定こども園ができ，幼児の保育・教育を一緒に検討する試みが進んでいます．さらに，2019 年の 10 月からは，3 歳以上の子どもの保育・教育に対し，幼保無償化が開始され，幼児教育の重要性について取り組む機運に結びついていくことが期待されています．今後は，3 歳未満の乳幼児を含めた子どもの育ちにも社会全体の関心が注がれていくことでしょう．

　本書は，保育士養成課程のカリキュラムの改定に合わせて企画されましたが，前著の『子どもの保健演習ノート』の骨組みを引き継いで執筆しました．さらに遡ると，『小児保健実習ノート』での，"多くの方が子育てパートナーとなって子どもを育てることの楽しさを共有できるように"，という願いも繋げていきたいと思っています．

　そのためには，子どもたちを巡る様々な課題に向き合うことが，私たちが次世代に命をバトンタッチするためにも大切なことになるでしょう．

　本書を執筆にするにあたり，医療の第一線で活躍されている森脇浩一先生と子どもを取り巻く環境のオピニオンリーダーでもある榊原洋一先生に貴重なご助言をいただきました．そして，きめ細かに叱咤激励していただいた編集部の方々にも心より感謝申し上げます．

　子どもたちのことをいつも心にかけていただいている皆様とともに，子どもたちの明るい未来を共有できることを願ってやみません．

　2019 年 10 月吉日

小林美由紀

CONTENTS

第6章　健康および安全の管理の実施体制を知ろう

編著・編集協力

編　著

小林美由紀

白梅学園大学子ども学部教授
白梅学園大学大学院子ども学研究科教授
小児科医

東京大学医学部医学科卒業．都立府中病院，都立駒込病院，東京大学
医学部小児科助手，スウェーデン王国カロリンスカ研究所，東京大学
医学部講師，東京西徳洲会病院小児難病センターを経て，2006 年より
現職

編集協力

榊原洋一

お茶の水女子大学名誉教授

東京大学医学部医学科卒業．東京大学附属病院小児科，ワシントン大
学小児神経研究部研究員，お茶の水女子大学子ども発達教育研究セン
ター，同大学院人間文化創成科学研究科教授，同理事・副学長を経て，
2017 年より現職

森脇浩一

埼玉医科大学総合医療センター小児科教授

東京大学医学部医学科卒業．埼玉県立小児医療センター，東京大学医
学部小児科助手，米国セントジュード小児病院，ベイラー医科大学，
埼玉医科大学総合医療センター小児科講師・准教授等を経て，2016 年
より現職

本書の使い方

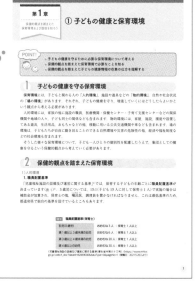

講義

まずは基本的な内容・重要事項を学習！

・おさえておきたい知識と要点を学ぼう
・この項目ではどのような内容を学ぶのか？を
POINT！で確認しよう

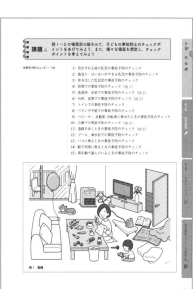

演習課題

実際の場面を想定して考える！
・様々な状況でどのように考え，行動すべきか
シミュレーションしてみよう
・話し合いのテーマとしても取り上げてみよう

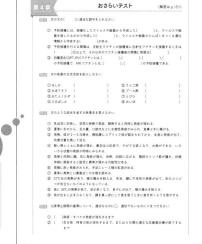

おさらいテスト

内容が理解できているか確認！
・講義で学んだ知識の復習として，繰り返し解
いてみよう

第1章
保健的観点を踏まえた
保育環境および援助を知ろう

① 子どもの健康と保育環境

POINT!

- 子どもの健康を守るために必要な保育環境について考える
- 保健的観点を踏まえた保育環境で必要なことを知る
- 保健的観点を踏まえた子どもの健康情報の収集の仕方を理解する

1 子どもの健康を守る保育環境

保育環境には，子どもと関わる人の「**人的環境**」，施設や遊具などの「**物的環境**」，自然や社会状況の「**場の環境**」があります．それぞれ，子どもの健康を守り，増進していくにはどうしたらよいかという観点から考える必要があります．

人的環境には，家族の他に施設の職員，医療機関・保健センター・子育て支援センターなどの関係機関や地域の人々，子ども同士の関係なども含まれます．物的環境には，家屋，施設，園庭や設置してある遊具，生活用品，おもちゃなどの他，移動に用いる公共交通機関や車なども含まれます．場の環境は，子どもたちが自由に動き回ることのできる自然環境や災害の危険性の他，経済や福祉制度などの社会環境も含まれます．

そうした様々な保育環境について，子ども一人ひとりの個別性を配慮したうえで，集団としての健康を守るという保健的観点から考えていく必要があります．

2 保健的観点を踏まえた保育環境

1）人的環境

1. 職員配置基準

「児童福祉施設の設備及び運営に関する基準」[1]では，保育する子どもの年齢ごとに**職員配置基準**が決まっています（表1）[1]．3歳児については，15:1（子ども15人に対して保育士1人）で実施の場合は補助金が加算され，保育士の他，嘱託医，調理員を置かなければなりません．これは最低基準のため，都道府県で独自の基準を設けているところもあります．

表1　職員配置基準（保育士）

乳児（0歳児）	おおむね3人：保育士1人以上
満1歳以上3歳未満の幼児	おおむね6人：保育士1人以上
満3歳以上4歳未満の幼児	おおむね20人：保育士1人以上
満4歳以上の幼児	おおむね30人：保育士1人以上

（児童福祉施設の設備及び運営に関する基準（厚生省令第六十三号）．（https://www.mhlw.go.jp/web/t_doc?dataId=82069000&dataType=0&pageNo=1〔閲覧日：2021.5.26〕）より）

2. 組織としての職員配置

施設長は，保育士とは別に配置され，児童福祉施設における2年以上の従事経験をもつことを条件に定めている自治体が多くあります．看護師は1人に限り保育士とみなされますが，保育士配置とは別に看護師を配置する自治体も増えています．経験豊富な保育士を各クラスに配置するようにしたり，人手が必要な際や交替する際のためにフリーの保育士を置いたりする場合もあります．また，個別的な配慮を要する障害児を保育するときに加配（かはい）として保育士を配置したり，最近増加している医療的ケアが必要な子どもに対し，派遣看護師が配置されることもあります．職員の専門性や経験に合わせて職員を配置できるようなゆとりが，子どもの健康と安全を守るためにも必要です．

また，職員の専門性を高めるために，定期的に研修会を開いたり，外部の研修会に参加したりできるような勤務体制にしておくことも必要です．子どもの健康に関するガイドラインが新しくできたときや改訂されたときには，職員同士で読み合わせをして内容を確認する研修会を行うなど，互いのスキルアップにも努めます．

3. 職員同士の関係

職員同士の連携は，子どもの健康を協働して守るためにも欠かせません．人間関係が円滑であることはもちろんのこと，責任の所在をはっきりさせ，緊急時・災害時の対応の手順と分担を決めて，定期的に研修や訓練で確認しておくことが大切です．また，担当が交代するときの引き継ぎはしっかりと行い，子どもの体調を連続的にみておくことが大切です．

4. 保護者との関係

子どもの体調を連続的にみるためには，保護者との連携も欠かせません．連絡帳に体温，食欲，睡眠，排泄などの様子を記載し，体調が変化したときには職員・保護者間で伝達するようにします．また，保護者からは気になることの相談を受けることもしばしばあります．保護者会や保育参観のときに健康情報を伝えたり，個人面談をして情報共有したりなど，普段からの関係を良好に保つことが必要です．

5. 地域の人々や関係機関との関係

子どもたちが生活する地域の人々や，協働で見守る関係機関との関係も大切です．子どもの健康や安全について，適切に情報共有して連携するためにも，日頃から連絡を取り合っておく必要があります．

2）物的環境

1. 施設の環境管理

子どもたちの心身の健康を守るために，施設の室内の温度や湿度を調節し，定期的に換気を行います．冬場に空気が乾燥すると感染症の流行する原因にもなるため，加湿器などを用いて加湿するとよいでしょう．さらに，部屋の明るさ，外部からの音の大きさにも配慮して，子どもたちが気持ちよく過ごせるようにします．日々，用具やおもちゃを片づけ，清掃しておくことも必要です．また，子どもたちが安全に生活するために，施設の設備や遊具，備品，おもちゃなどを定期的に点検します（図1）[2]．このとき，点検者を決めて点検項目や点検日を記録しておきます．遊具については，安全基準に照らし合わせることのできる専門技術者に，定期的に点検してもらうようにします．

さらに，災害時の避難経路を確保するために，避難に差し支えるものがないか，転倒や落下するものがないかなど，避難訓練の際にも点検するようにします．

2. 体調不良のときの環境管理

子どもが体調不良となった場合，保護者のお迎えまで安静にすることができ，他の子どもたちから隔離が可能な医務室を設置しておきます．医務室には，体温計や保冷剤，応急処置ができる救急用品なども常備しておきます．また，緊急時におけるAED（自動体外式除細動器（じょさいどう），automated external defibrillator）は，定期的に点検して正しく作動するか確認しておきます．

保育園チェックリスト

― 施設・設備編 ―

No.1

点検日		点検者				

場所		点検内容例	チェック	処置	報告
靴ぬぎ場	床面	滑りやすくなっていないか。			
		破損していないか。			
		ささくれていないか。			
	靴箱	グラグラして倒れやすくないか。			
		破損していないか。			
		子供の流れにあっているか。			
		配置、数は適切か。			
廊下・テラス		破損していないか。			
		滑りやすくなっていないか。			
		ささくれはないか。			
		非常時に邪魔になる物はないか。			
		敷物、人工芝等に破損はないか。			
		ガラス、釘等は落ちていないか。			
		消火器は安全に設置してあるか。			
階段		手すりはゆるんでいないか。			
		つまづきやすい物はないか。			
		安全柵はあるか。(2階に乳児がいる場合)			
トイレ		破損していないか。			
		滑りやすくなっていないか。			
		水がたまっていないか。			
		すのこはささくれていないか。			
		消毒液は子供の届く所においていないか。			
調理室		かぎはかかっているか。			
		コンロは周囲と適切な距離を保っているか。			
		熱湯入りのやかん等が放置されていないか。			
		包丁等が出したままになっていないか。			

No.2

場所		点検内容例	チェック	処置	報告
保育室・教室	床面	破損していないか。			
		滑りやすくなっていないか。			
		ささくれはないか。			
	窓	ガラスは破損していないか。			
		窓枠は破損していないか。			
		窓枠がはずれやすくなっていないか。(木製)			
		窓から身を乗り出せる台になる物はないか。			
	出入口	戸の開閉はスムーズか。			
		危険な物、不要な物はないか。			
		非常口表示燈は消えていないか。			
	棚	破損していないか。			
		グラグラして倒れやすくないか。			
		ネームプレートや金具が浮き上がっていないか。			
		上に置いてある物は落ちないか。			
	机	破損していないか。			
		ささくれはないか。			
	椅子	釘や金具が出ていないか。			
	教具等	破損していないか。			
		ハサミやカッター等危険な物は放置していないか。			
		プラグ等は子供の手の届く所にないか。			
	暖房具	可燃物が近くにないか。			
		(上方1.5m、前方1.5m、側方1m以上)			
		高熱部がむきだしになっていないか。			
		換気装置はついているか。			
		耐震消火装置がついているか。(ストーブ)			
手足洗い場	床面	破損していないか。			
		滑りやすくなっていないか。			
	器具	コック等は壊れていないか。			
		排水がつまっていないか。			
		石鹸は備えてあるか。			

図1　保育所チェックリストの例

(宮崎県保育連盟連合会ホームページ:保育園チェックリスト. 2013. (http://www.m-hoiku.or.jp/file/t130809e.pdf 〔閲覧日:2021.5.26〕より)

　アナフィラキシーを起こしたことのある子どもの保護者からエピペン®を預かった際には，全職員に研修を行い，**保管場所**も周知します．医療的ケアが必要な子どもの保護者から必要な医療用具を預かった場合も，定位置にまとめて保管しておきます．

3. 園庭の環境管理

　園庭の遊具は，定期的に**安全管理**を行います．また，遊具が破損していて危険な場合やプールなど季節によって長期間使用しない場合には，子どもたちが近づかないようにしておくことも必要です．自然や生き物に触れる機会をつくるために，植物を育てたり動物を飼育したりする場合は，安全な触れ合いができるように気をつけ，アレルギーのある子どもへの配慮も必要となります．

3)場の環境

　子どもたちが人と関わる力を育てていくためには，同年齢の子どもたち同士だけでなく，異年齢の子どもや地域の様々な人々と関わる機会も大切です．施設内では，子どもたち同士が関われる遊びのコーナーの作成や，子どもの動線を配慮した遊具の設置を行い，また定期的に施設外を散歩したり行事を行ったりするなど，様々な場面で**触れ合う機会**を設けるとよいでしょう．その場合，天候や交通安全などの配慮が必要となりますが，子どもたちが活動の場を広げることは，自分自身で健康や安全を守る方法や知識を身につけていくことにもつながります．

3　子どもの健康に関する個別情報の収集

　子ども一人ひとりの健康を守るためには，集団全体の健康についても考えることが大切です．そのためには**個別の健康情報**を把握しておくことが必要です．そこで，入所時には出生時の情報，年齢

（月齢），発育，発達，既往歴，予防接種歴などの健康情報の他，家族構成の情報などを提出してもらいます．この情報収集は毎年行って，情報更新します．

　母子健康手帳には，出生時の情報や予防接種の情報，保健センターでの健診の情報が記載されています．また，子どもの発達・健康状態を判断する質問項目や発育を書き込めるグラフもあり，母親が子どもの健康状態を判断できる情報が工夫されています．

4 健康診断（健康診査，健診）

　生後 1 か月児健診は，医療機関を中心に任意で行われています．1 歳 6 か月児健診，3 歳児健診は「母子保健法」によって市区町村で行うことが定められた定期健診です．3〜4 か月児健診は，自治体が定期健診として，保健センターなどで集団で行っていることが多いです．小児科または内科の医師による健診，歯科医による歯科健診の他，栄養士による栄養相談，保健師による保健相談などが行われます．

1) 1 か月児健診（任意）

　出生した病院で母子一緒に行うことが多く，体重，身長，頭囲，胸囲を測定し，授乳が適切か，発育は順調か，先天性疾患がないか，臍部はきれいに回復しているかなどを診察し，母乳に足りないビタミン K の投与を行います．出産後に行った検査で異常がある場合は，その後の指導も行います．体重増加が不十分な場合は，原因を探り，経過観察します．

2) 3〜4 か月児健診

　体重はおおよそ出生時の 2 倍となります．首がすわっているか，追視があるか，音に対する反応があるか，喃語の発声があるか，発育性股関節形成不全（先天性股関節脱臼）はないかなど，発育・発達の異常をチェックし，離乳食開始に向けての指導を行います．

3) 1 歳 6 か月児健診

　離乳食が完了し，ひとり歩きの開始，言葉の発語がみられているかを診察します．発語がみられないときには，聴力の異常がないか，精神発達の指導が必要かを判断します．また虫歯の予防の指導も行います．

4) 3 歳児健診

　視力，聴力の左右差を含めた異常がないか，運動・精神発達の遅れがないか，最終的にチェックします．また，尿検査 を行って腎臓病などの早期発見を行います．

5) 学校健診

　「学校保健安全法施行規則」[3]により，毎学年 6 月末日までに定期健康診断が実施されます．学校健診の結果，異常が疑われた場合は保護者に 21 日以内に連絡し，保護者の責任において医療機関を受診するように指導します．

📖 文献 ‥‥‥

1) 児童福祉施設の設備及び運営に関する基準(厚生省令第六十三号).(https://www.mhlw.go.jp/web/t_doc?dataId=82069000&dataType=0&pageNo=1〔閲覧日：2021.5.26〕)
2) 宮崎県保育連盟連合会ホームページ：保育園チェックリスト. 2013.(http://www.m-hoiku.or.jp/file/t130809e.pdf〔閲覧日：2021.5.26〕)
3) 学校保健安全法施行規則(文部省令第十八号).(https://elaws.e-gov.go.jp/document?lawid=333M50000080018〔閲覧日：2021.5.26〕)

🐾 話し合ってみよう！ 😊

・子どもの保育環境において，0歳児，1～2歳児，3～5歳児の健康を守るために必要なことを，人的環境・物的環境・場の環境に分けて，まとめてみましょう

第1章

保健的観点を踏まえた
保育環境および援助を知ろう

② 子どもの保健に関する個別対応と 集団全体の健康および安全の管理

POINT!

- 子どもの身体計測と評価の仕方を理解する
- 子どもの体調の観察の仕方を理解する
- 子どもが生活する集団全体の健康を守る基本を理解する

1 子どもの発育の測定と評価の仕方

1)子どもの身体計測の目的

　子どもは，日々発育をし，身長，体重が増加していきます．そこで，その発育の状況を身体計測して記録し，順調に発育しているかの判断を行うことが必要です．乳幼児健診においても身体計測を行いますが，保育所では，0歳児は毎月，幼児でも年2〜3回の身体計測を行います．測定の結果を評価するためには，正しい測定の仕方と評価の仕方を知っておく必要があります．標準範囲の発育でない場合は，その原因を探るとともに，原因が不明の場合は，嘱託医と相談して医療機関へ紹介する必要がある場合もあります．

2)体重

　乳児では，授乳の前に測定し，オムツや衣服をつけている場合は，その分の重さを差し引きます．測定前に体重計が0位になっていることを確かめることが大切です．

　出生体重は，通常3,000g前後ですが，生後3〜4か月で出生体重の約2倍となり，生後1年で約3倍となります．乳児は，臥位か坐位で乳児用の体重計を使って測定しますが，g単位まで測定します．

3)身長

　2歳未満は，仰臥位で頭頂部から足底までの水平身長を測ります．2人一組で測定し児の頭頂部を固定板につけ，眼窩点と耳珠点がつくる平面(耳眼面)が台板と垂直になるように頭部を保持します．下肢は伸展させ，足底が台板と垂直になるように測定します(図1)．

　2歳以上では立位で足先が30°くらいになるようにし，後頭部，背部，臀部，かかとを身長計の尺柱に密着するように直立させて測定します(図2)．

　生後1年で出生時身長の約1.5倍となり，4歳で約2倍，12歳で約3倍となります．

4)頭囲

　頭囲は，前方は眉の上，後方は後頭結節を通って，mm単位まで測定します(図3)．乳児の頭蓋骨縫合線は解離しており，前方の骨のすき間を大泉門といい，後方の骨のすき間を小泉門といいます(図4左)．大泉門の大きさは，四角形の対辺の距離を測定します(図4右)．

　出生時は頭囲が胸囲より大きいですが，出生後3か月頃で少しずつ胸囲のほうが大きくなります．頭囲は出生時約33cmで，男児のほうが女児よりやや大きく，男児は4歳，女児は5歳で約50cmとなります．大泉門は生後1か月では約2cmあり，次第に小さくなって，通常は生後1歳半頃閉鎖します．

　頭囲は，乳幼児健診で測定しますが，大きさに問題があると思われるときには，頭蓋内の病変があ

る場合があるので，月に1回測定して経過観察する必要があります．この際に大泉門の大きさを参考にします．

5）胸囲

2歳未満の乳児は仰臥位，2歳以上は立位で測ります．乳頭点(にゅうとうてん)を通り，自然な呼吸の呼気と吸気の中間時に測定します（図5）．

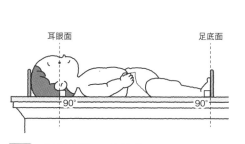

耳眼面　　　足底面

90°　90°

図1　水平身長計での測定法

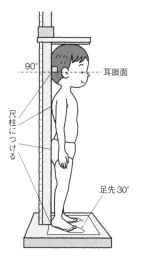

90°　　耳眼面

尺柱につける

足先30°

図2　垂直身長計での測定法

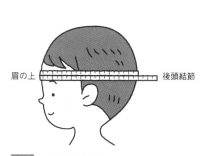

眉の上　　　後頭結節

図3　頭囲の測定法

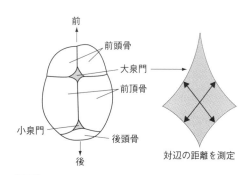

前

前頭骨

大泉門

前頂骨

小泉門

後頭骨

後

対辺の距離を測定

図4　大泉門の測定法

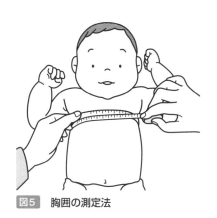

図5　胸囲の測定法

2 発育の評価の仕方

1)パーセンタイル値

乳幼児の発育評価には,厚生労働省の乳幼児身体発育値が用いられていますが,これは,パーセンタイル値で示されています.パーセンタイル値とは,測定値の全体を100%としたとき,小さいほうから数えて何パーセントかを示す値で,50パーセンタイル値は中央値です.体重,身長,頭囲,胸囲の3,10,25,50,75,90,97パーセンタイル値が公表されていますが,3パーセンタイル値未満,97パーセンタイル値以上は,発育の偏りとして,原因検索のため医療機関に紹介しながら経過観察します(図6[1],7[2],8[2],9[3,4],10[5]).なお,この成長曲線では,2歳未満と2歳以上で身長の測定の仕方が異なることによって数値がわずかに違うので,グラフが連続して描かれていません.もし,2歳未満児が立って測るときには,約1.3cm足す必要があります.

2)発育指数

乳幼児期に体重と身長から栄養状態を知るのに便利な指標として,**カウプ指数**があります.これは,**体重(kg)/(身長(m))^2**または,**体重(g)/(身長(cm))^2 × 10**として計算し,やせか肥満かを判断します(図11).カウプ指数は成人のBMI(body mass index)と同じ計算方法ですが,子どものカウプ指数の正常域は,年齢により異なるので判定時に注意が必要です(図12[6],13[7]).

幼児は,厚生労働省が公表している身長体重曲線で判断する方法もあり,この場合は,栄養状態の時間経過による判断ができます.

3 子どもの健康の観察の仕方

子どもの体調の変化を理解するためには,通常の体調を評価する方法を知っておく必要があります.

1)体温

1. 子どもと成人の体温の比較

子どもは成人と比べて体重当たりの**体表面積**が広いため,**環境温**に左右されやすいことに気をつけます.新生児は,低体温になりやすく保温が大切ですが,2か月以降の乳児では,着せ過ぎによるうつ熱で体温が上昇することもあります.

また,子どもは新陳代謝が盛んで**熱産生**(身体に必要なエネルギーを産生するときに発生する熱)が高いため,平熱が成人より高いことが多いですが,平熱より1℃以上上昇したときには発熱の可能性を考えます(表1).さらに1日における変化(**日内変動**)もあるため,発熱かそうでないのかの判断には注意が必要です.

2. 体温の測定の仕方

測定部位としては,脇の下(腋窩),顎の下,耳腔内(鼓膜),口腔内,肛門内がありますが,子どもの場合,じっとしていることが難しいため,口腔内,肛門内での測定はなるべく避けます.新型コロナ感染の流行で,非接触型体温計を用いることも多くなりましたが,測定値が冬場は低く,夏場は高く出る傾向がありますので,異常値が出たときには,接触型体温計でもう一度測定する必要があります.測定する部位や体温計の種類により測定値が異なるため,時間経過による体温の変化をみるときには,同じ部位で同じ体温計を使って測定することが大切です(図14).

腋窩で測るときには子どもをひざの上に抱いて,体温計の先端が正しく腋窩に当たるように挟み,絵本やおもちゃを用いるなどしながら,しばらくじっとさせます(図15).

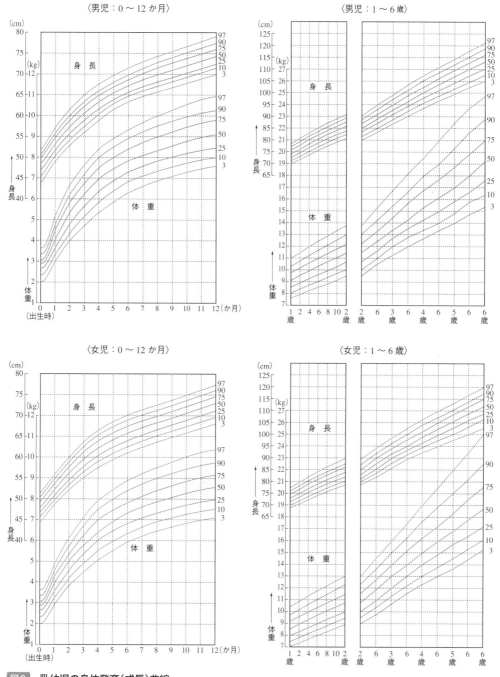

〈男児：0〜12か月〉

〈男児：1〜6歳〉

〈女児：0〜12か月〉

〈女児：1〜6歳〉

図6 乳幼児の身体発育（成長）曲線

（厚生労働省：平成22年乳幼児身体発育調査報告書（概要）．2010.〈http://www.mhlw.go.jp/stf/shingi/2r9852000001 tmct-att/2r9852000001tmea.pdf〔閲覧日：2021.5.26〕〉より引用改変）

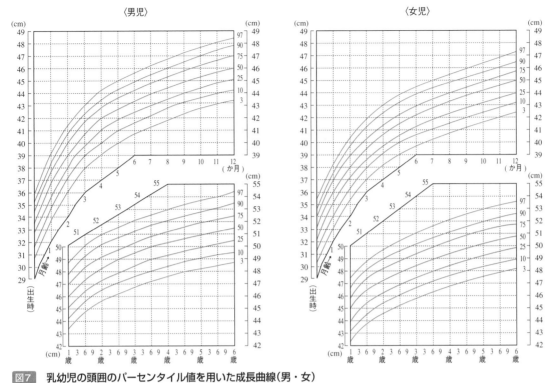

図7 乳幼児の頭囲のパーセンタイル値を用いた成長曲線（男・女）
（厚生労働省：平成 12 年乳幼児身体発育調査報告書. 2001.（https://www.mhlw.go.jp/houdou/0110/h1024-4c.html〔閲覧日：2021.6.1〕））

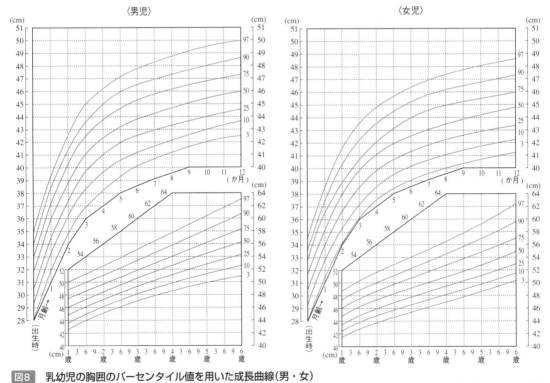

図8 乳幼児の胸囲のパーセンタイル値を用いた成長曲線（男・女）
（厚生労働省：平成 12 年乳幼児身体発育調査報告書. 2001.（https://www.mhlw.go.jp/houdou/0110/h1024-4c.html〔閲覧日：2021.6.1〕））

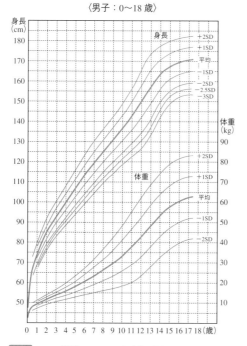

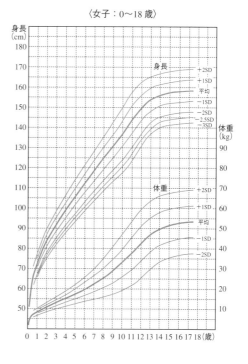

図9 SD曲線による発育（成長）曲線

（厚生労働省：平成12年乳幼児身体発育調査報告書. 2001.（http://www.mhlw.go.jp/houdou/0110/h1024-4c.html#zu1-8〔閲覧日：2021.5.26〕）／文部科学省：学校保健統計調査―平成12年度結果の概要. 2000.（http://www.mext.go.jp/b_menu/toukei/001/h12/002.htm〔閲覧日：2021.5.26〕）より引用改変）

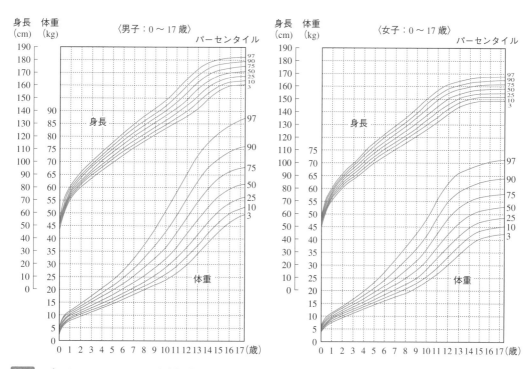

図10 パーセンタイルによる発育（成長）曲線

（厚生労働省雇用均等・児童家庭局：「食を通じた子どもの健全育成（―いわゆる「食育」の視点から―）のあり方に関する検討会」報告書. 厚生労働省. 2004；70-71.（http://www.mhlw.go.jp/shingi/2004/02/dl/s0219-4a.pdf〔閲覧日：2021.5.26〕）より引用改変）

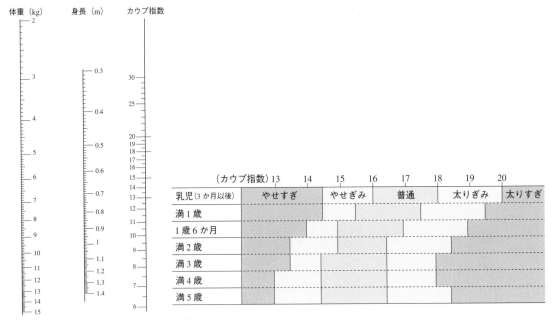

（カウプ指数）	13	14	15	16	17	18	19	20
乳児(3か月以後)	やせすぎ		やせぎみ		普通		太りぎみ	太りすぎ
満1歳								
1歳6か月								
満2歳								
満3歳								
満4歳								
満5歳								

図11　カウプ指数の計算図表
計算の仕方の実際は課題4参照.

図12　カウプ指数による発育状況の判定
（今村榮一：子どもの保健改訂第7版追補. 診断と治療社, 2018；31. より引用改変）

〈男児：1〜6歳〉　　　　　　〈女児：1〜6歳〉

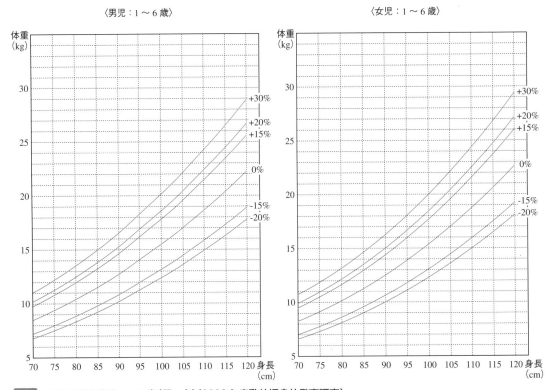

図13　肥満度判定曲線 1〜6 歳（男・女）（2000 年度乳幼児身体発育調査）
（日本小児内分泌学会：肥満度判定曲線.（http://jspe.umin.jp/medical/chart_dl.html〔閲覧日：2021.8.10〕）より引用改変）

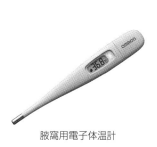
腋窩用電子体温計

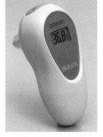
耳式電子体温計

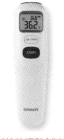
皮膚赤外線体温計(非接触型)

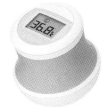
皮膚赤外線体温計

図15　子どもの腋窩での体温の測り方

図14　体温計の種類
腋窩用電子体温計・耳式電子体温計，皮膚赤外線体温計(非接触型)：オムロン ヘルスケア株式会社，皮膚赤外線体温計：ピジョン株式会社

表1　年齢別平熱(腋窩体温)

乳児	36.2〜37.0℃
幼児	36.0〜36.9℃
学童	35.9〜36.8℃
成人	35.8〜36.8℃

3. 体温に影響する因子

　子どもの体温は日内変動があり，朝方から夕方にかけて高くなる傾向があります．また，食後や運動後は高くなるため，測定は避けるようにします．環境温によっても左右されるため，室温や衣服の着せ方にも注意し，通常と変わりない様子なのに普段より高めの測定値が出たときには，衣服を調整し，涼しい環境でもう一度測定します．

4. 発熱

　体温調節は，中枢神経の視床下部にある体温調節中枢が発汗や毛孔(毛穴)の開閉によって行いますが，子どもは体温調節中枢が未熟なため，体温が上昇しやすい傾向があります．発熱時は，環境によってさらに体温が上がらないように，薄着にして部屋を涼しくします．

2)呼吸

1. 呼吸の型

　呼吸には，肋間筋による胸式呼吸と横隔膜による腹式呼吸がありますが，乳児は肋骨が水平方向に走っているため，腹式呼吸です．胸式呼吸が加わるようになるのは2歳以降で，7歳以降になってから成人と同じ胸式呼吸となります．また，3か月未満の乳児は鼻呼吸しかできず，口で息ができないため鼻腔をふさがないように注意します．口呼吸ができるようになるのは生後3か月以降です．

2. 呼吸数

　乳児の安静時の呼吸数は1分間に30〜40回くらいで，年齢とともに呼吸数は少なくなります(表2)．発熱時や運動時には増加しますが，安静時に呼吸数が増加している場合は，暑いか，興奮しているか，体調不良の可能性もあります．

13

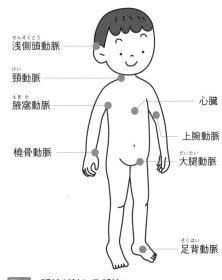

表2	年齢別呼吸の型と安静時呼吸数	
	呼吸の型	呼吸数(毎分)
乳児	腹式呼吸	30〜40
幼児	胸腹式呼吸	20〜30
成人	胸式呼吸	15〜20

表3	年齢別安静時脈拍数と血圧	
	脈拍数(毎分)	血圧(mmHg)
乳児	120〜140	100〜90/60〜40
幼児	80〜120	110〜100/60〜50
成人	60〜80	120〜110/80〜60

図16 脈拍が触れる部位

3)循環

1. 脈拍数

年齢が低いほど脈拍数は多く，安静時の乳児の脈拍数は1分間に120〜140です(表3)．発熱，疼痛，興奮，運動で脈拍数は増加します．成人は手首の橈骨動脈で脈拍を測りますが，乳幼児では触れづらいことがあり，上腕動脈で測定することもあります(図16)．

2. 血圧

血圧は，腕を加圧して測定することが一般的ですが，このとき腕に巻くマンシェットの幅によって測定値が異なります．子どもの場合は腕の太さが成長とともに変化するので，年齢に応じた幅のマンシェットを用いる必要があります(上腕の周囲長の約2/3)．

成長するに従って血圧は上昇します(表3)．また，発熱，疼痛，興奮，運動によって血圧は上昇します．心疾患や血管の異常がある場合は，片腕だけでなく両腕，両足の四肢の血圧の測定が必要となります．

4)体液調節

1. 体液(水分)量

幼少ほど体重当たりの水分量は多く，成人に比べ体重当たりの体表面積も大きく，不感蒸泄(汗以外の皮膚，呼吸から失われる水分)も多いため，水分必要量が多くなります(表4)．

2. 体液の組成

体液は，細胞内にある**細胞内液**と，細胞外の組織間液と，血液中の血漿にある**細胞外液**からなります．子どもは成人と比べ，細胞外液の占める割合が多いため血圧が変動しやすく，より水分必要量が多くなります．さらに，腎機能が未熟で尿の濃縮力が低いことから薄い尿が出て水分も失われやすく，脱水症になりやすいため，こまめな水分補給が必要です．

3. 尿量の測定と尿検査

尿量測定の際にオムツをしている場合は，尿が出たときのオムツの重さと尿を出していないときのオムツの重さの差から尿量を出します．尿検査は，トイレで排尿できる場合は採尿コップに中間尿を採取しますが，オムツがとれていない場合は採尿バッグ(採尿パック，採尿袋)をつけて採取します(図

表4　年齢別体液組成と水分必要量

	体液組成(%)	1日の水分必要量(mL/kg)
乳児	70	150
幼児	60〜65	100
成人	60	50

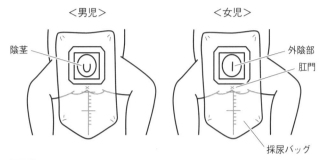

図17　採尿バッグの貼り方
男児は貼り付ける前に少しだけバッグを膨らませ，陰茎を採尿バッグの中にしっかり入れて貼り付ける．女児も貼り付ける前に少しだけバッグを膨らませ，しっかり股を開き，外陰部に穴を合わせて貼り付ける（特に外陰部と肛門の間の部分をしっかり貼り付ける）

17)．男児より女児のほうがバッグから尿がもれやすいため，バッグをしっかり貼り付けることが大切です．

4　集団全体の健康および安全の管理

1）集団全体の健康

　子どもが体調不良となる原因には，感染症によることが多いです．特に感染に対する免疫が発達途上である子どもは，集団生活を行うと次々に感染症に罹患することがあります．したがって，集団全体で感染症が流行しないような対策が必要となります．

　集団全体の健康を増進するためには，衛生管理や子どもの栄養状態に配慮し，規則正しい生活習慣を身につけさせることも大切です．

2）集団全体の安全管理

　安全な保育環境を確保するためには，子どもの発達に合わせた場所と活動内容に留意して，集団として事故防止に取り組む体制をつくることが大切です．

📖 文献 ⋯⋯⋯⋯⋯⋯⋯⋯⋯⋯⋯⋯⋯⋯⋯⋯⋯⋯⋯⋯⋯⋯⋯⋯⋯⋯⋯⋯⋯⋯⋯⋯⋯⋯⋯

1) 厚生労働省：平成22年乳幼児身体発育調査報告書（概要）．2010．〈https://www.mhlw.go.jp/stf/shingi/2r9852000001tmct-att/2r9852000001tmea.pdf〔閲覧日：2021.5.26〕〉
2) 厚生労働省：平成12年乳幼児身体発育調査報告書．2001．〈https://www.mhlw.go.jp/houdou/0110/h1024-4c.html〔閲覧日：2021.6.1〕〉
3) 厚生労働省：平成12年乳幼児身体発育調査報告書．2001．〈https://www.mhlw.go.jp/houdou/0110/h1024-4c.html#zu1-8〔閲覧日：2021.5.26〕〉
4) 文部科学省：学校保健統計調査―平成12年度結果の概要．2000．〈https://www.mext.go.jp/b_menu/toukei/001/h12/002.htm〔閲覧日：2021.5.26〕〉
5) 厚生労働省雇用均等・児童家庭局：「食を通じた子どもの健全育成（―いわゆる「食育」の観点から―）のあり方に関する検討会」報告書．厚生労働省，2004；70-71．〈https://www.mhlw.go.jp/shingi/2004/02/dl/s0219-4a.pdf〔閲覧日：2021.5.26〕〉
6) 今村榮一：子どもの保健改訂第7版追補．診断と治療社，2018；31．
7) 日本小児内分泌学会：肥満度判定曲線．〈http://jspe.umin.jp/medical/chart_dl.html〔閲覧日：2021.8.10〕〉

📖 参考文献 ⋯⋯⋯⋯⋯⋯⋯⋯⋯⋯⋯⋯⋯⋯⋯⋯⋯⋯⋯⋯⋯⋯⋯⋯⋯⋯⋯⋯⋯⋯⋯⋯

・厚生労働省：保育所における感染症対策ガイドライン（2018年改訂版）．2018．〈https://www.mhlw.go.jp/file/06-Seisaku-jouhou-11900000-Koyoukintoujidoukateikyoku/0000201596.pdf〔閲覧日：2021.8.12〕〉
・平成27年度教育・保育施設等の事故防止のためのガイドライン等に関する調査研究事業検討委員会：教育・保育施設等における事故防止及び事故発生時の対応のためのガイドライン．2016．〈https://www8.cao.go.jp/shoushi/shinseido/meeting/kyouiku_hoiku/pdf/guideline1.pdf〔2021.8.12〕〉

 話し合ってみよう！

・子どもの体調がすぐれないとき，客観的にその程度を判断するために必要な情報にはどんなものがあるでしょうか？

課題1 自分の母子健康手帳をながめてみよう

子どもの保健の基本的知識や現場で出合う様々な保育課題を質問形式にしています．講義ページとあわせて学習しましょう．

ヒント

母子健康手帳では，出生前から出生後の発育・発達などの自分の健康の記録がわかるようになっています．

1）在胎週数，出生体重，出生身長はどれくらいありましたか？
2）出生後1週間の体重はどのように変化していましたか？
3）1か月児健診ではどれくらい体重は増えていましたか？
4）3か月児健診，1歳6か月児健診のときの体重はどれくらいありましたか？
5）1歳6か月児健診のときの身長はどれくらいでしたか？
6）頭囲はどのように増加していましたか？

 課題2 乳児の体重，身長，頭囲，胸囲を実際に測定してみよう

1）体重：体重計の0位を確かめましたか？　オムツ，着衣の重さを差し引きましたか？
2）身長：頭頂部，足底の位置は正しいですか？　耳眼面は台板に垂直ですか？
3）頭囲：メジャーの位置は正しいですか？　mm単位まで測定しましたか？
4）胸囲：メジャーが曲がったり，ねじれたりしていませんか？

 課題3 成長曲線をながめてみよう

ヒント

成長曲線によって子どもの発育を評価し，栄養状態の異常や疾患の発症を発見することができます．子どもの体重，身長を測定したときには，成長曲線で評価するようにしましょう．

1）標準はどの範囲ですか？
2）男児と女児はどのように違いますか？
3）身体発育が最も早いのはどの時期ですか？
4）2歳のところでグラフに間があいているのは，どうしてでしょうか？
5）自分の1か月，3か月，6か月，9か月，1歳，3歳のときの体重，身長を成長曲線に書き入れて評価してみよう

課題 4 カウプ指数を計算して評価してみよう

ヒント

・体重 15kg までは，12 ペー
ジの図 11 を参考にしまし
ょう．
　カウプ指数は，基本的には
成人の BMI と同じです．体重，
身長のバランスを評価し，や
せすぎの場合には，栄養状態
をチェックし，太りすぎの場
合には，将来の生活習慣病の
予防に役立てます．計算する
ときには，単位に注意してく
ださい．体重は kg，身長は
m にしなければなりません．
評価する際，子どもの場合は，
年齢によって判定が異なるの
で気をつける必要があります．

※解答（例）は 145 ページ

1）1 歳女児：身長 75 cm，体重 9 kg

2）3 歳男児：身長 95 cm，体重 11 kg

3）4 歳女児：身長 100 cm，体重 20 kg

課題 5　成長曲線を用いて発育を評価してみよう

ヒント 💡

成長曲線の異常から予測される疾患をいくつかあげました.

・9ページの図6を用いましょう.

・9ページの図6を用いましょう.

・9ページの図6を用いましょう.

・11ページの図9を用いましょう.

・9ページの図6と12ページの図13を用いましょう.

・10ページの図7を用いましょう.

※解答(例)は145～147ページ

1) 女児で月齢と体重, 身長の変化をみています
出生時：体重 2.8 kg, 身長 48 cm
3か月：体重 6 kg, 身長 60 cm
6か月：体重 7.2 kg, 身長 65 cm
9か月：体重 7.5 kg, 身長 70 cm
12か月：体重 7.7 kg, 身長 73 cm

2) 男児で年齢と体重, 身長の変化をみています
出生時：体重 3.0 kg, 身長 50 cm
1歳：体重 9.5 kg, 身長 73 cm
2歳：体重 11.5 kg, 身長 82 cm
3歳：体重 13 kg, 身長 85 cm
4歳：体重 12.8 kg, 身長 85 cm
6歳：体重 12 kg, 身長 85 cm

3) 男児で年齢と体重, 身長の変化をみています
出生時：体重 2.8 kg, 身長 48 cm
2歳：体重 10 kg, 身長 80 cm
3歳：体重 12 kg, 身長 85 cm
4歳：体重 13 kg, 身長 88 cm
6歳：体重 16 kg, 身長 96 cm

4) 女児で年齢と体重, 身長の変化をみています
出生時：体重 3 kg, 身長 50 cm
4歳：体重 18 kg, 身長 105 cm
6歳：体重 24 kg, 身長 120 cm
8歳：体重 35 kg, 身長 140 cm

5) 男児で年齢と体重, 身長の変化をみています
出生時：体重 3 kg, 身長 50 cm
2歳：体重 12 kg, 身長 85 cm
4歳：体重 18 kg, 身長 100 cm
6歳：体重 27 kg, 身長 113 cm

6) 男児で月齢と頭囲の変化をみています
1か月：37 cm　3か月：42 cm　5か月：46 cm
7か月：48 cm

課題 6 保護者からの質問に，あなたならどう答える？

1) 1か月早産で生まれて，発育は1か月ほど遅れているようだけど，大丈夫かしら？

2) 2歳まで順調に発育していたのに，家庭環境が変わってから，半年間身長が伸びなくなり，体重も増えなくなっています．現在は3歳ですが，最近は落ち着きがなくなってきたのですが，大丈夫でしょうか？

3) 現在9か月の乳児です．身長は標準なのですが，体重が少なめでカウプ指数を計算すると，14.9で少なめです．体重は4か月まで順調に増えていましたが，6か月頃より伸び悩んでいるようです．どのようなことに気をつけたらよいでしょうか？

課題 7 健康状態を評価してみよう

・体温，脈拍，血圧，呼吸数を実際に測定してみよう

・じっとすることができない乳幼児の体温の測り方を考えてみよう

・体温計の種類によって，体温の測定値がどのように異なるか確かめてみよう

・体温を測る部位によって，体温の測定値がどのように異なるか確かめてみよう

・1日の体温を2時間ごとに測ってみて，食事，活動，睡眠，朝→昼→夜によって，どれくらい変化するか確かめてみよう

・寝た状態，急に立ち上がったときの状態，座って安静にしたときの状態で血圧がどのくらい変化するか確かめてみよう

課題8 健康状態の評価を具体的に記録してみよう

体温の変化，症状の変化をグラフにしてみよう

〈体温経過記録表〉

日付（月/日）	/	/	/	/	/	/	/	/
検温時間	9時 12時 6時	9時 12時 6時	9時 12時 6時	9時 12時 6時	9時 12時 6時	9時 12時 6時	9時 12時 6時	9時 12時 6時

体温 ℃　40.0　39.0　38.0　37.0　36.0　35.0

せき，鼻水，下痢など，気になることがあれば記入してください

〈症状観察記録表〉

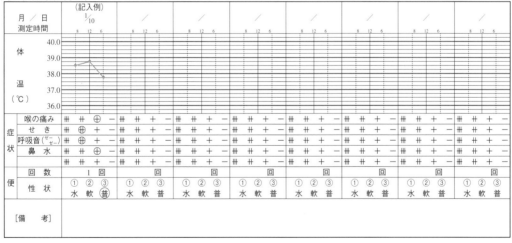

〔記入方法〕　●体温は朝・昼・夕3回測ってください.
●症状，便については該当する項目に○をつけてください.　╫：非常に強い　╫：強い　＋：弱い　－：なし
①水：水のような便　②軟：軟らかく形のない便　③普：正常な便

おさらいテスト

〈解答は p.147〉

問1 次の記述について, 適切なものに○, 適切でないものに×をつけなさい.

① (　　　)子どもの日常の健康管理のために必要な情報収集は入所時にのみ行えばよい.

② (　　　)1か月児健診は, 医療機関で任意に行われている.

③ (　　　)3歳児健診などの母子保健サービスの実施主体は市区町村である.

④ (　　　)乳幼児健診は, 3歳までである.

⑤ (　　　)学校健診の結果, 異常が疑われた場合は, 学校の責任において医療機関を受診するように指導する.

⑥ (　　　)乳幼児健診では, 尿検査を毎回行う.

問2 次の文の(　　　)に適当な語句を入れなさい.

① 子どもは成人と比べて体重当たりの(　　　　　)面積が広いため, (　　　　　)に左右されやすい. また, 子どもは, 新陳代謝が盛んで熱産生が高いため, 成人より平熱は(　　　　)い.

② 子どもの体温は日内変動があり, 朝方から夕方にかけて(　　　　　)くなる. また, 食後や運動後は(　　　　　)くなるため, 測定は避ける. 環境温に左右されるため, 着せ過ぎによる(　　　　　)熱に注意する.

③ 3か月未満の乳児は(　　　　　)呼吸のため, 鼻腔をふさがないように注意する.

④ 乳児では肋骨が水平方向に走っているため, 横隔膜による(　　　　　)呼吸である. 肋間筋による(　　　　　)呼吸が加わるようになるのは2歳以降で, (　　　　　)歳以降から成人と同じような呼吸となる.

⑤ 乳児の呼吸数は1分間に(　　　～　　　)回くらいで, 年齢とともに(　　　　　)くなる. また, 発熱時には呼吸数は(　　　　　)する.

⑥ 年齢が低いほど脈拍数は(　　　　　)く, 乳児は1分間に(　　　～　　　)である. 発熱, 疼痛, 興奮, 運動で脈拍数は(　　　　　)する.

⑦ 年齢が低いほど体重当たりの水分量は(　　　　　)く, 成人に比べ, (　　　　　)面積が大きく, (　　　　　)も多いため, 水分必要量が(　　　　　)い.

⑧ 体液は, 細胞内にある細胞内液と, 細胞外の組織間液と, 血漿にある細胞外液からなる. 子どもは成人と比べ, 細胞(　　　　　)液の占める割合が多いため血圧が変動しやすく, より水分必要量が多い.

① 衛生管理

POINT!

● 保育所の施設環境について，設備基準と適切な環境を知る
● 屋内の衛生管理の具体的な方法を知る
● 屋外の衛生管理の具体的な方法を知る

1 施設環境

1）施設の設備の基準

保育所の設備は，「児童福祉施設の設備及び運営に関する基準」[1]に定められています．**設備の基準**は2歳未満では乳児室とほふく室，2歳以上では保育室または遊戯室を設けることが定められ，子ども1人当たりの面積も，室内，屋外別に決められています（表1）[1]．また，調理室やトイレ，2歳未満では医務室，2歳以上では屋外遊戯場を別に設けることになっています．

2）保育室の環境

保育室は，季節に合わせた適切な**室温**や**湿度**を保ち，定期的に**換気**を行います．最低でも1時間に1回は換気します．CO_2検知器（図1）を参考に換気してもよいでしょう．室温は，夏は26〜28℃，冬は20〜23℃，湿度は60%くらいを目安とします．加湿器を使用するときには水を毎日交換し，エアコンを使用するときは定期的にフィルターを清掃します．

2 屋内の衛生管理

設備の消毒については，「学校環境衛生基準」[2]，「感染症の予防及び感染症の患者に対する医療に関する法律（感染症新法）」[3]，「学校保健安全法施行規則」[4]などに定められています．食事と関連する調理場や給食用のテーブル，水まわりの場所であるトイレ，手洗い場，沐浴槽の他に，直接触れるドアノブやおもちゃ，ロッカーなどは**消毒液で拭く**ことが大切です．また，1年に1回，飲料水の**水質検査**や，室内の空気の**汚染度**の測定も行います．室内空気に粉塵や細菌による汚染がないか，建築材料から発生するホルムアルデヒドなどの揮発性有機化合物が含まれていないか，その濃度測定も行う必要があります．

表1 「児童福祉施設の設備及び運営に関する基準」による保育所施設基準

2歳未満	乳児室	1人につき 1.65 m² 以上
	ほふく室	1人につき 3.3 m² 以上
2歳以上	保育室または遊戯室	1人につき 1.98 m² 以上
	屋外遊戯場	1人につき 3.3 m² 以上

（児童福祉施設の設備及び運営に関する基準（厚生省令第六十三号）．(https://www.mhlw.go.jp/web/t_doc?dataId=82069000&dataType=0&pageNo=1〔閲覧日：20201.5.26〕）より）

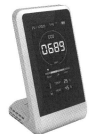

図1 CO_2 検知器
株式会社東亜産業

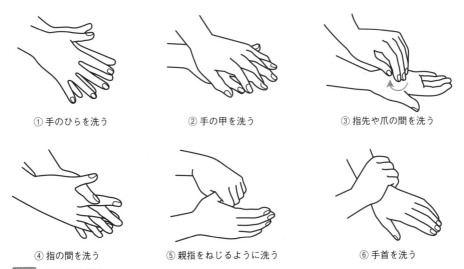

① 手のひらを洗う　　　② 手の甲を洗う　　　③ 指先や爪の間を洗う

④ 指の間を洗う　　　⑤ 親指をねじるように洗う　　　⑥ 手首を洗う

図2　手洗いの順序
流水で手をぬらして石けんを手に広げて泡立てる．①〜⑥の順に洗って，最後は流水できれいに洗い流して個人持参の清潔なタオルかペーパータオルで拭く

表2　遊具などの取り扱いと消毒方法

	普段の取り扱いの目安	消毒方法
ぬいぐるみ布類	・定期的に洗濯する ・日光にあてる（週1回程度） ・汚れたら随時洗濯する	・排泄物や吐物で汚れたら，汚れを落とし，0.02%（200 ppm）の次亜塩素酸ナトリウム液に十分浸し，水洗いする ・色物や柄物には消毒用エタノールを使用する ※汚れがひどい場合には処分する
洗えるもの	・定期的に流水で洗い，日光にあてる ・乳児がなめるものは毎日洗う 　乳児クラス：週1回程度 　幼児クラス：3か月に1回程度	・排泄物や吐物で汚れたものは，洗浄後に0.02〜0.1%（200〜1,000 ppm）の次亜塩素酸ナトリウム液に浸し，日光にあてる ・色物や柄物には消毒用エタノールを使用する
洗えないもの	・定期的に湯拭きまたは日光にあてる ・乳児がなめるものは毎日拭く 　乳児クラス：週1回程度 　幼児クラス：3か月に1回程度	・排泄物や吐物で汚れたら，汚れをよく拭き取り，0.05〜0.1%（500〜1,000 ppm）の次亜塩素酸ナトリウム液で拭き取り，日光にあてる

（厚生労働省：保育所における感染症対策ガイドライン（2018年改訂版）．2018. (https://www.mhlw.go.jp/file/06-Seisakujouhou-11900000-Koyoukintoujidoukateikyoku/0000201596.pdf〔閲覧日：2021.5.27〕)より引用改変)

1）手洗いの仕方

　食事前，調乳前，配膳前，トイレ後，オムツ交換後，吐物の処理後などには，石けんを用いて流水でしっかりと手洗いを行います．固形石けんは液体石けんと比較して保管時に不潔になりやすいため注意し，使用時にはよく泡立てて使います．手を洗うときは，指先や指の間，手首もしっかりと洗います（図2）．手を拭くときには，個人持参のタオルかペーパータオルを用い，タオルの共用は避けます．

2）主な遊具などの消毒の方法

　子どもが触れるものは定期的に洗うか，消毒する必要があります（表2）[5]．

　市販の次亜塩素酸ナトリウムは，6%のものが多いので，用途に応じて希釈して用います（表3）[5]．

3）調理室と調理員の衛生管理

　保育所では，提供する食事は施設内で調理することになっています．調理業務を委託することも可能ですが，調理は施設内の**調理室**で行います．**調乳室**は，専用の部屋があることが望ましいですが，

表3 次亜塩素酸ナトリウムの希釈の仕方（約6%の原液の場合）

消毒対象	調整する濃度 （希釈倍率）	希釈法
・糞便や吐物が付着した床 ・衣類などの浸け置き	0.1% （1,000 ppm）	水1Lに対して約20 mL （めやすとしては，500 mLペットボトルにキャップ2杯弱）
・食器などの浸け置き ・トイレの便座，ドアノブ，手すり，床など	0.02% （200 ppm）	水1Lに対して約4 mL （めやすとしては，500 mLペットボトルにキャップ0.5杯弱）

（厚生労働省：保育所における感染症対策ガイドライン（2018年改訂版）. 2018.（https://www.mhlw.go.jp/file/06-Seisakujouhou-11900000-Koyoukintoujidoukateikyoku/0000201596.pdf〔閲覧日：2021.5.27〕）より）

調理室の一部を使うことができます．調理室，調理員については，「食品衛生法」や「学校環境衛生管理マニュアル」[6]，「学校給食衛生管理基準」[7]に規定されており，調理員のトイレは，調理室の隣に専用として設備します．調理員は，定期健診の他に，定期的検便を行い，衣服や作業衣の洗濯，マスク，帽子，調理靴の着用が必要となります．また，施設の定期点検は年1回，設備点検は年3回行う必要があります．

最近は食物アレルギーがある子どもが増えており，調理場所，調理器具を分けて調理する必要があります．食器やトレーも色などで分けて，他の子どもの食事と間違えないよう配慮し，食事を渡すときにもきちんと確認できるようにしておきます．子どもが食事のおかわりをするときは，間違えないように栄養士か調理員が立ち会うようにするとよいでしょう．

4）汚物の処理

感染症が流行しているときには，排泄物や吐物，鼻水，唾液がついたものの処理は，他のものと分けて行う配慮が必要です．特に，吐物や下痢便の処理では，他の子どもや職員などから離れた特定の場所で行うようにします．ガウン，マスク，手袋（いずれも使い捨て）を着用して行い，オムツや拭き取った紙などはビニール袋に入れて廃棄します．床や設備が汚染されたときには，塩素系消毒液（次亜塩素酸ナトリウム）で拭きます（図3[8]，4[9]）．処理するときは，なるべく部屋を換気し，処理後は丁寧に手洗いします．

3 屋外の衛生管理

1）砂場

砂場の衛生管理には，定期的に砂を掘り返して点検を行います．子どもが砂遊びをした後には，よく手洗いをするように指導します．小動物により汚染されることもあるため，使わないときはシートで覆っておきます．

2）飼育小屋

飼育小屋の掃除は，マスクをして行います．子どもが動物に触れた後には，よく手洗いをするように指導します．また，アレルギー疾患をもつ子どももいるため，動物の接触によるアレルギー反応を起こす可能性がないか，あらかじめ保護者に問い合わせておきます．

3）プール

プールの管理は，「学校環境衛生基準」[2]に準じて行います．子どもたちをプールに入れる基準は，水温が22℃以上で，気温が水温より高いことです（水温と気温の合計が50℃以上を条件としているところが多い）．また，水質検査を定期的に行い，遊離残留塩素濃度やpH（水素イオン濃度指数）などをチェックします（図5，表4）．

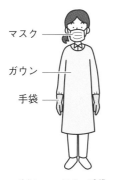
マスク
ガウン
手袋

ガウン・マスク・手袋
を着用する

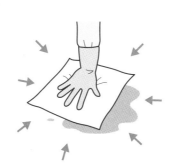
ペーパーなどで中央に向かって吐物を拭き取り，ビニール袋などに廃棄する

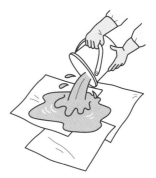
新しいペーパーを敷き，その周辺の広範囲に塩素系消毒液（次亜塩素酸ナトリウム）をまいて10〜15分放置．拭き取った後さらに水拭きし，液が残らないようしっかり拭き取る

図3　吐物の処理の仕方
（花王プロフェッショナル・サービス株式会社：緊急時の対処，嘔吐物の処理の仕方.（https://pro.kao.com/jp/medical-kaigo/improvement/kansen-taisaku/vomit/〔閲覧日：2021.5.27〕を元に作図）

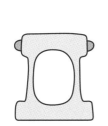
①使い捨てのオムツシートの上で新しいオムツを敷きます

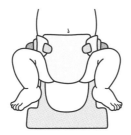
②子どもを寝かせ，手袋を着用します

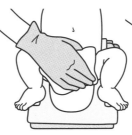
③オムツを外し，お尻をきれいに拭きます．新しいオムツや衣類を着せる前に使い捨て手袋は外します

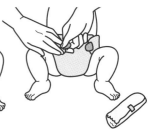
④汚れたオムツを外し，オムツ交換シートと一緒に丸め，ビニール袋に破棄します

図4　便のオムツ交換の仕方
（日本保育協会：保育所における感染症の基礎知識〜新型コロナウイルス感染症への対応〜.（https://www.nippo.or.jp/Portals/0/kensyu/R2kensyu/R2_kansensho_kisochisiki_2-2.pdf〔閲覧日：2021.6.1〕）を元に作成）

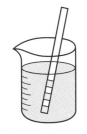
試験紙を水に浸す

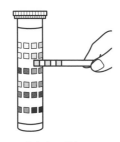
比色表で判定する

表4　プールの水質基準

水素イオン濃度(pH)	5.8 以上 8.6 以下
濁度	2 度以下
過マンガン酸カリウム消費量	12 mg/L 以下
遊離残留塩素濃度	0.4 mg/L 以上，1.0 mg/L 以下
大腸菌群数	検出されないこと
一般細菌	200CFU/mL 以下

図5　水質検査
検査したい水に水質検査試験紙を浸して一定時間反応させ，比色表で判定する.

プールの前には子どもの健康チェックを行い，体温を測り，保護者の承諾があるかどうかを確認します．水に入る前はシャワーをあびて準備体操を行います．また，皮膚の敏感な子どももいるため，プールの後にはシャワー，うがい，目の洗浄をします．目の洗浄は手で水をすくい，手の水の中で目を開閉します．感染予防のため，タオルは共用しないように注意します．

　夏季が過ぎて長期間プールを使用しないときは，子どもが入って遊んだりしないように柵やカバーをかけるようにします．

文献

1) 児童福祉施設の設備及び運営に関する基準（厚生省令第六十三号）. (https://www.mhlw.go.jp/web/t_doc?dataId=82069000&dataType=0&pageNo=1〔閲覧日：2021.5.26〕)
2) 学校環境衛生基準（文部科学省告示第百三十八号）. (https://www.mext.go.jp/content/20201211-mxt_kenshoku-100000613_01.pdf〔閲覧日：20201.5.27〕)
3) 感染症の予防及び感染症の患者に対する医療に関する法律（法律第百十四号）. (https://www.mhlw.go.jp/web/t_doc?dataId=79998826&dataType=0&pageNo=1〔閲覧日：2021.5.27〕)
4) 学校保健安全法施行規則（文部省令第十八号）. (https://www.mhlw.go.jp/stf/shingi/2r9852000002 mcip-att/2r9852000002 mdgz.pdf〔閲覧日：2021.5.27〕)
5) 厚生労働省：保育所における感染症対策ガイドライン（2018年改訂版）. 2018. (https://www.mhlw.go.jp/file/06-Seisakujouhou-11900000-Koyoukintoujidoukateikyoku/0000201596.pdf〔閲覧日：2021.5.27〕)
6) 文部科学省：学校環境衛生管理マニュアル「学校環境衛生基準」の理論と実践（平成30年度改訂版）. (http://www.mext.go.jp/component/a_menu/education/detail/__icsFiles/afieldfile/2018/07/31/1292465_01.pdf〔閲覧日：2021.5.27〕)
7) 学校給食衛生管理基準（文部科学省告示第六十四号）. (http://www.mext.go.jp/b_menu/hakusho/nc/__icsFiles/afieldfile/2009/09/10/1283821_1.pdf〔閲覧日：2021.5.27〕)
8) 花王プロフェッショナル・サービス株式会社：緊急時の対処，嘔吐物の処理の仕方. (https://pro.kao.com/jp/medical-kaigo/improvement/kansen-taisaku/vomit/〔閲覧日：2021.5.27〕)
9) 日本保育協会：保育所における感染症の基礎知識〜新型コロナウイルス感染症への対応〜. (https://www.nippo.or.jp/Portals/0/kensyu/R2kensyu/R2_kansensho_kisochisiki_2-2.pdf〔閲覧日：2021.6.1〕)

② 事故防止および安全対策

POINT!
● 子どもの事故の特徴と種類を知る
● 子どもの事故防止のための具体的な方法を考える
● 子どもの安全対策の具体的な方法を考える

1 子どもの事故防止の重要性

わが国の人口動態調査によると，子どもの死因は0歳では「先天奇形」や「呼吸障害等」によるものが多いですが，1〜4歳では「先天奇形」に次いで「不慮の事故」が第2位になっており，5〜9歳でも「悪性新生物」に次いで「不慮の事故」が第2位となっています（表1）[1]．したがって，**不慮の事故を予防する**ことは，子どもの死亡率を減らすためにも重要な課題です．

不慮の事故の種類で最も多いのは，0歳では窒息，1〜4歳は交通事故で，溺水が2〜3位となっています．子どもの事故の特徴を知ったうえで，事故防止や安全教育を行うことが大切です．

2 子どもの事故の特徴

子どもの事故やそれに伴う傷害には，以下のような子どもの**特性**が強く関係しています．
①身長に占める頭の割合が大きい
②子どもの運動発達の未熟性
③子どもの周囲の事物に対する関心の発達の未熟性
④子どもの危険認知の発達の未熟性

子どもの場合，一人だけのときよりも子ども同士で遊んでいるときに事故になることも多く，また環境によっても異なるため，状況に応じた注意が必要です．

3 発達段階別の怪我や事故の種類と発生場所

子どもの事故では，発達の段階により**事故の種類や発生場所**が異なってきます．乳児期初期は自ら場所を移動することができないため，**屋内**での事故が多くなっています．首がすわっていない3か月までは窒息が最も多く，寝返りやおすわりができるようになると，転倒，転落が多くなります．子どもの動ける範囲が広くなってくると，**屋外**で事故が発生するようになります．傷害は，発達が未熟なうちは頭部，顔面などの**上半身**が多く，運動発達に伴って活動範囲が広がると**下半身**が多くなります．運動発達は階段状に発達していくため，例えば，まだ寝返りができないと思って油断していたら突然寝返りをしたためベッドから転落した，というような事故が発生します．常に子どもの発達を予測した予防対策が必要です．

表1 死因順位（第3位まで）別にみた年齢階級・死亡数・死亡率（人口10万対）

	年齢階級	第1位			第2位			第3位		
		死因	死亡数(人)	死亡率	死因	死亡数(人)	死亡率	死因	死亡数(人)	死亡率
2014年	0歳	先天奇形等	745	74.2	呼吸障害等	261	26.0	乳幼児突然死症候群	147	14.6
	1〜4歳	先天奇形等	147	3.5	不慮の事故	112	2.7	悪性新生物	88	2.1
	5〜9歳	悪性新生物	103	2.0	不慮の事故	102	1.9	先天奇形等	37	0.7
2015年	0歳	先天奇形等	708	70.4	呼吸障害等	247	24.6	乳幼児突然死症候群	93	9.2
	1〜4歳	先天奇形等	157	3.8	不慮の事故	108	2.6	悪性新生物	68	1.7
	5〜9歳	悪性新生物	100	1.9	不慮の事故	87	1.7	先天奇形等	31	0.6
2016年	0歳	先天奇形等	653	66.8	呼吸障害等	281	28.8	乳幼児突然死症候群	109	11.2
	1〜4歳	先天奇形等	147	3.8	不慮の事故	84	2.1	悪性新生物	59	1.5
	5〜9歳	悪性新生物	84	1.6	不慮の事故	68	1.3	先天奇形等	31	0.6
2017年	0歳	先天奇形等	637	67.3	呼吸障害等	235	24.8	不慮の事故	81	8.6
	1〜4歳	先天奇形等	177	4.6	不慮の事故	69	1.8	悪性新生物〈腫瘍〉	60	1.5
	5〜9歳	悪性新生物〈腫瘍〉	75	1.4	不慮の事故	61	1.2	先天奇形等	51	1.0
2018年	0歳	先天奇形等	617	67.2	呼吸障害等	263	28.6	不慮の事故	65	7.1
	1〜4歳	先天奇形等	151	3.9	不慮の事故	81	2.1	悪性新生物〈腫瘍〉	73	1.9
	5〜9歳	悪性新生物〈腫瘍〉	81	1.6	不慮の事故	75	1.5	先天奇形等	38	0.7
2019年	0歳	先天奇形等	579	66.9	呼吸障害等	237	27.4	不慮の事故	77	8.9
	1〜4歳	先天奇形等	141	3.7	不慮の事故	72	1.9	悪性新生物〈腫瘍〉	65	1.7
	5〜9歳	悪性新生物〈腫瘍〉	86	1.7	不慮の事故	57	1.1	先天奇形等	42	0.8

乳児（0歳）の死因については乳児死因順位に用いる分類項目を使用している．死因名は次のように略称で表記している．先天奇形等：先天奇形，変形および染色体異常，呼吸障害等：周産期に特異的な呼吸障害および心血管障害．0歳の死亡率は出生10万に対する率である
（政策統括官付参事官付人口動態・保健社会統計室：人口動態統計月報年計（概数）の概況．厚生労働省，2014〜2019．より引用改変）

4 事故防止のための具体的な方法

　子どもの事故防止のためには，日頃から事故につながる危険性や防止策について話し合うことが大切です．室内，屋外に分けて複数の目で点検し，実際に子どもが行動したときを想定してチェックします．また，実際に起きた事故について検討することも大切です．場所別，食事時や睡眠時に，具体的に点検する項目は以下です．

1）室内

- 床から1m以下のところには，子どもの口に入る小さな物を放置しない
- 水の入った灰皿や空き缶を放置しない
- テーブルの角などにはクッション材をつける
- テーブルクロスはテーブルに固定するか，使わない
- 包丁，ナイフなどがしまってある棚は，簡単に開かないようにする
- ポット，炊飯器，加湿器，アイロンなどは子どもの手の届くところに置かない
- おもちゃは定期的に点検し，使い終わったときはおもちゃ箱に片づける
- 割れたときに飛び散らないように，ガラスには安全フィルムを貼る
- サッシの窓ガラスは，手を挟まないように簡単に開かないようにする
- ドアにはストッパーをつける
- 引き出し，ガラス戸などを開けっ放しにしない

- 壊れやすい花瓶，置物を置かない
- つまずかないよう，なるべく段差をなくす
- 絨毯（カーペット）などはめくれないようにする
- 床には新聞紙や雑誌など，足を乗せて滑りやすいものを置かない
- 薬箱，裁縫箱などは，子どもの手が届くところに置かない
- 使っていないコンセントには安全カバーをつける
- ストーブ，扇風機，シュレッダーなどは，指を入れないように防御カバーなどをつける
- 階段の昇降時には大人が子どもの下側にいるようにする
- 階段では3歳以下の子どもは大人の目が届くようにし，後ろ向きで降りさせるようにする
- 階段や台所には，簡単に入れないようにする
- 階段やベランダにつける柵の幅は，子どもの身体が通らないように10cm以下とする
- 浴槽の水は張ったままにせず，使用しないときは浴室の鍵を閉める
- 台所，洗面所，トイレの床は，水などをこぼしたままにせず滑りやすい状態にしない
- 窓の下やベランダ，洗濯機の近くには踏み台や家具を置かない
- ベッドで寝かせるときには柵を上げる
- "子どもの目線"でもう一度室内を点検する

2）屋外
- 車道を歩くときは手をつなぎ，大人が車道側を歩く
- ベビーカーではシートベルトをつけ，止めるときにはストッパーをつける
- 自転車に乗せるときは停止した状態で乗せ，そばを離れない
- 自転車の補助いすに乗せるときは，足台に足を乗せるようにする
- 自動車を駐車するとき，車中に子どもだけを残さない
- 自動車に乗せるときにはチャイルドシートに乗せ，シートベルトで固定する
- 大型バイクは転倒することやマフラーで熱傷（やけど）を負うことがあるため，近づかせない
- 駐車場では目を離さない
- 遊具で遊ぶときには，壊れていたり，引っかかるところがないか気をつける
- ブランコが動いているときには，近づかせない
- ブランコはきちんと止まってから乗り，立ったまま乗らせない
- 滑り台は反対側から登らせない
- 肩かけカバンを持ったまま，マフラーをしたまま滑り台を滑らせない
- 水遊びのときにはそばを離れない
- プールでは保育をする職員とは別に監視員を置く
- 紫外線対策をしっかりと行い，日焼け止めクリームを塗る
- 草むらに入るときには，長袖，長ズボンを着せ，虫除け対策をする

3）食事時
- 食材は，子どもの飲み込む力に合った硬さや量とする
- 正しい姿勢で食べているかチェックする
- よく噛んで，早く食べ過ぎていないか注意する
- 食事中に眠ったりしていないか，他の子どもを驚かしたりしていないか注意する
- 食物アレルギーがある子どもの配膳は，複数の職員でチェックする
- 食物アレルギーがある子どもが，他の子どもの食事を食べないように注意する

健康観察チェック表		(適切な温度・湿度)冬20℃〜23℃ 夏26℃〜28℃ 外気温との差2℃〜5℃ 湿度50%〜60%											
項目 名前	検温	機嫌	鼻汁	目やに	皮膚	咳	便性 (時間)	備考	仮眠・午睡チェック時間	室温 記録者名	℃	湿度	%
平成	： ： ：	良□	無□	無□	無□	無□	：		5 10 15 20 25 30 35	40	45	50	55
		悪□	有□	有□	有□	有□	：						
年	歳						：						
	： ： ：	良□	無□	無□	無□	無□	：		5 10 15 20 25 30 35	40	45	50	55
月		悪□	有□	有□	有□	有□	：						
	歳						：						
日	： ： ：	良□	無□	無□	無□	無□	：		5 10 15 20 25 30 35	40	45	50	55
〜		悪□	有□	有□	有□	有□	：						
	歳						：						
	： ： ：	良□	無□	無□	無□	無□	：		5 10 15 20 25 30 35	40	45	50	55
		悪□	有□	有□	有□	有□	：						
天気	歳						：						
	： ： ：	良□	無□	無□	無□	無□	：		5 10 15 20 25 30 35	40	45	50	55
		悪□	有□	有□	有□	有□	：						
	歳						：						

図1 呼吸の記録表の例

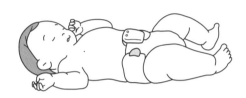

図2 無呼吸センサー

4)睡眠時
- 子どもの睡眠時には，職員を不在にせず，室内で見守る
- 子どもの睡眠時は，なるべくうつぶせ寝にせず，自分でうつぶせになったときは，仰向けにする
- 乳幼児突然死症候群(SIDS：sudden infant death syndrome)予防のため，0歳児は5分ごと，1歳児以上は10分ごとにそばに行き，子どもの状態を確認し，記録する(図1)
- 無呼吸センサーを用いるときも定期的に子どもを観察する(図2)
- 乳児では，なるべく高反発の硬めの敷布団に寝かせる

5 事故後の精神的支援

　事故や災害で怖い体験をした後には，急性ストレス反応(ASR：acute stress reaction)や，長期にわたって続き日常生活に影響を及ぼす外傷後ストレス障害(PTSD：post-traumatic stress disorder)となることがあります．子どもの場合は特に，臆病になり活発な活動ができなくなる，夜中にうなされる，食欲不振や頻尿になる，幼児がえりになるなどがしばしばあります．事故や災害発生の早期から，これらを念頭においた対応が必要です．

6 安全対策

　子どもの事故は起こらないように防止すると同時に，起きてしまったときにすぐに対応するための体制づくりが大切です．

表2　事故発生時の役割分担

所長	全体の指揮，関係機関との連絡，職員の役割調整
主任	全体の保育の統括，救急車の要請と誘導，保護者への連絡
リーダー	事故が発生したクラスの保育の補助，必要物品を揃える
保育士	事故の子どもの手当て，他の子どもの保育と誘導
看護師	応急処置
調理師・事務員	保育と連絡の補助

1）役割分担

全体の協力が必要な事故発生時には，組織における指揮系統と役割分担を決めておく必要があります（表2）．担当者の不在時には，代理を時間ごとに決めておき，手順通りに行えるかを確認しておきます．

2）緊急連絡網

子どもの体調が急変したり，怪我や事故，災害にあったりしたときに連絡する**医療機関のリスト**は，誰でも見られるところに掲示しておきます．新年度に作成した**職員や保護者の連絡網**は，毎年変更がないか確認します．

3）再発防止策

事故が起きたときにはその原因を検討し，**再発防止**を講じる必要があります．施設全体で検討した内容を共有し，保護者へ説明するときには再発防止の検討内容についても伝えます．

4）職員研修

子どもの体調不良時の対応や応急処置，心肺蘇生など大切な知識や対応方法は，職員に対して**定期的に研修**を行います．必要に応じて講師を招いたり，施設外の研修にでかけたりもし，スキルアップする機会をつくります．

5）保護者や子どもたちへの指導

入所前には，子どもの体調不良時や事故，災害時のお迎えについての**手順**を確認しておきます．様々な活動を通じて，子どもたち自身の事故回避の力も育み，対応を学ぶ機会をつくっていきます．

📖 文献 ···

1）政策統括官付参事官付人口動態・保健社会統計室：人口動態統計月報年計（概数）の概況．厚生労働省，2014～2019.

column 1 事件・災害の予防と対応

　地震，洪水，台風，火山噴火，津波などの自然災害，交通事故，火災などの人為的災害など，突発的な災害に巻き込まれたときには，災害弱者である CWAP(Children：子ども, Women：女性, Aged people：高齢者, Patient：病人，障害者)への配慮が必要です．特に子どもは，自分の欲求を適切に表現できなかったり，周囲の大人が復興に向けて忙しく動いているなかで取り残されがちで，子どもへの配慮はなかなか行き届かないことがあります．

　1995 年 1 月に起きた阪神・淡路大震災では，6,000 人を超える総死亡者のうち，15 歳以下の子どもは 7.1 % と多くはなかったものの，その後の PTSD から回復するのに時間がかかったり，生活環境の変化への適応に問題があったりしたことが指摘されています．災害後の治療では，できる限り保護者と分離しないこと，感染に弱く，脱水になりやすい子どもには水などを優先的に配給すること，子どもの遊びの空間を確保しておくことなどが大切です．

　2011 年 3 月に起きた東日本大震災では，目の前で友人や家族が津波にさらわれるという経験をした子どもたちが多くいました．現在も元の生活に戻れていない子どもは多く，息の長い支援が必要です．障害のある子どもが新しい環境になじめず，落ち着きを失ったことも報告されています．放射能汚染の心配で，外遊びが少なくなった子どもたち，新しい住居が分散して家族や友達と離ればなれになった子どもたちなど，課題が山積みです．内部被曝が疑われた子どもたちの長期的な健康への影響はまだはっきりしていませんが，甲状腺への影響など，継続的な検査を行う必要があります．また，地震や津波，放射能汚染の直接被害がなかった地域の子どもも，震災後に外遊びが減ったことや保護者のもつ不安感などからストレスサインが増えたという報告もありました．災害時の準備を日頃より行い，周囲の人とのコミュニケーションを多くし，情報を共有化することが必要です．

　2016 年 4 月に起きた熊本地震では，震度 7 の地震が 2 回あり，恐怖を経験した子どもの PTSD が多くみられました．災害後の子どもの心のケアは，早期から取り組む必要があります．

　被災地には復興支援のための様々なボランティアが必要ですが，"子どもと遊ぶボランティア"も重要です．子どものためのボランティアは，子どもたちの精神的サポートとなるだけでなく，大人が復興支援に専念でき，延いては大人たちへのサポートにもなるという重要な役割をもちます．

③ 危機管理と災害への備え

POINT!
- 子どもの保育時の危機管理を理解する
- 子どもの保育時の災害への備えを理解する
- 子どもへの安全教育の方法を考える

1 保育における危機管理

　事故を予防するためには，日頃から事故につながる危険性について点検し，問題があれば解決方法を考える，というリスクマネジメントが必要です.

1）ヒヤリ・ハット報告

　まずは，事故につながるかもしれない事例を**ヒヤリ・ハット報告**として職員に出してもらいます（図1，2）. ヒヤリ・ハットとは，重大な事故や怪我に至らなかったものの,「ヒヤリ」としたり「ハット」したりした事例のことです.

　1929年，アメリカのハインリッヒが発表した「ハインリッヒの法則」は，1件の重大事故には29件の軽微な事故，300件の事故寸前の事例が存在している，つまりヒヤリ・ハットが隠れているという労働災害の分野でよく知られる事故発生についての経験則です. 現在では，医療，交通，保育など様々な分野での事故寸前の事例をヒヤリ・ハットとよび，ヒヤリ・ハットの事例を組織内で共有し，重大事故につながるリスクを防ぐ取り組みを行っています. ヒヤリ・ハット報告で大切なことは，そのミスを責めないことです. 報告したことをねぎらい,「誰でもうっかりすることやミスを起こすことはある，しかし皆で助け合って事故を防ぐ方法を考える」ということが目的です. ヒヤリ・ハットの数が多い事例や，重大事故につながる可能性のある事例については，組織内で話し合って改善策を考えます.

2）事故の要因分析，対策，管理

　事故を予防する分析方法として，SHELLモデル（図3）があります. 様々な角度から事故の要因を検証・分析するという方法です. また，事故を継続的に回避するためには，PDCAサイクル（図4）で検討して，持続可能な対策を立てることも有効です.

　危機管理には，**対人管理**と**対物管理**とがあります. 対人管理では各職員の協力体制や責任体制の明確化などの"人"の管理，対物管理では施設設備や遊具・用具の日々の点検，整備など"物"の管理を行います. しかし，管理体制を過剰に敷くことによって，子どもの行動を規制し過ぎたり過保護になり過ぎないようにすることも大切です.

2 保育における災害への備え

　2011年3月11日の東日本大震災では，多くの保育所で保護者のお迎えまで子どもたちの命を守った経験が報告される一方，すべての保育者には何が備えとして必要かを検討し続けることが課せられました. そのため,「保育所保育指針」の「第3章 健康及び安全」に「4 災害への備え」が新設さ

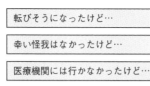

転びそうになったけど…
幸い怪我はなかったけど…
医療機関には行かなかったけど…
　　→ ヒヤリ・ハットした体験 ⇒ ヒヤリ・ハット報告の対象

事故
医療機関で治療した
　　→ 危険が顕在化 ⇒ 事故報告書・ヒューマンエラー対策をすべき対象

図1　保育所・幼稚園における事故

ヒヤリ・ハット報告書

日　時	平成　　年　　月　　日　曜日（　　時　　分頃）	園児名	
場　所		生年月日	
多忙さ	①非常に多忙　②多忙　③普通　④やや余裕がある　⑤余裕	年　月　日	
体験者	氏名　　　　経験年数　　年（常勤・非常勤・パート）		

分類				
ケガ	①転落	②転倒	③指はさみ	④かみつき　⑤ひっかき
	⑥衝突	⑦骨折・脱臼	⑧熱傷	⑨溺水　⑩窒息
	⑪交通事故	⑫殴打	⑬切り傷	⑭登降園時の事故　⑮災害
	⑯第三者からの被害	⑰その他（　　　　　　　　　）		
トラブル	①誤薬	②アレルギー	③伝達・確認ミス	④その他（　　　　）

具体的内容
1. 発生時の状況（略図または写真等）

2. ヒヤリ・ハットの内容（どのような状況，職員配置のときだったか？）

3. 未然に防げたことであった場合，どうすれば予防できたか？

4. この体験で得た教訓やアドバイスはあるか？

図2　ヒヤリ・ハット報告書の例

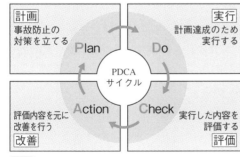

計画
事故防止の対策を立てる
Plan

実行
計画達成のため実行する
Do

PDCA サイクル

改善
評価内容を元に改善を行う
Action

評価
実行した内容を評価する
Check

図4　PDCA サイクル

S	Software ソフト面の要因	保育マニュアル，職員・新人職員に対する研修，シフト体制・人員配置，職員の人間関係など
H	Hardware ハード面の要因	施設設備・備品，各種定期検査，メンテナンスの不備など
E	Environment 環境面の要因	保育の状況・雰囲気，ストレス，温度や湿度，普段とは異なる物の配置など
L	Liveware 人的面・当事者の要因	保育士，保育従事者，調理師，看護師，事故に対する予見，マニュアルに沿った保育ができているかなど
L	Liveware 人的面・当事者以外の要因	当事者への保育の協力体制，子ども・保護者の健康状態・精神状態など

図3　SHELL モデル

表1　「保育所保育指針」災害への備え

(1) 施設・設備等の安全の確保
　ア　防火設備，避難経路等の安全性が確保されるよう，定期的にこれらの安全点検を行うこと.
　イ　備品，遊具等の配置，保管を適切に行い，日頃から，安全環境の整備に努めること.
(2) 災害発生時の対応体制及び避難への備え
　ア　火災や地震などの災害の発生に備え，緊急時の対応の具体的内容及び手順，職員の役割分担，避難訓練計画等に関するマニュアルを作成すること.
　イ　定期的に避難訓練を実施するなど，必要な対応を図ること.
　ウ　災害の発生時に，保護者等への連絡及び子どもの引渡しを円滑に行うため，日頃から保護者との密接な連携に努め，連絡体制や引渡し方法等について確認をしておくこと.
(3) 地域の関係機関等との連携
　ア　市町村の支援の下に，地域の関係機関との日常的な連携を図り，必要な協力が得られるよう努めること.
　イ　避難訓練については，地域の関係機関や保護者との連携の下に行うなど工夫すること.

（保育所保育指針（厚生労働省告示第百十七号）. (https://www.mhlw.go.jp/file/06-Seisakujouhou-11900000-Koyoukintoujidou-kateikyoku/0000160000.pdf〔閲覧日：2021.5.22〕)より)

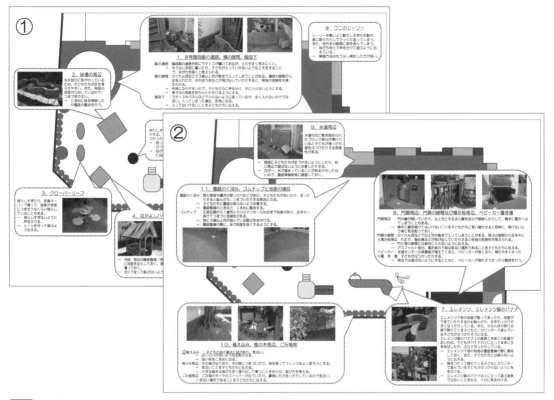

図5　ハザードマップの例
（社会福祉法人八越会 ちどり保育園「ハザードマップ」より）

れました（表1）[1]．すべての保育所などで，大きな災害を想定した備えや安全対策をきちんと行うことが必要です．

1）施設・設備などの安全の確保

　まず，保育所などの**施設そのものが安全であるか**，施設の耐久性・耐震性に問題がないかの確認が必要です．そのうえで，破損しているところはないか，避難経路の確保はされているか，防災扉が作動するためのスペースの確保ができているかを**定期的に点検**します．施設内の保育室，事務室，調理室，医務室，トイレ，倉庫，階段，テラス，洗濯室，シャワー室，園庭など，それぞれの**安全点検**が必要になります．点検をして特に気をつけたほうがよい箇所をハザードマップにしたり，写真で**注意箇所**を示したりするとわかりやすくなります（図5）．

　地震発生時に転倒，落下しやすい家具，電化製品，備品などは，転倒，落下防止策が行われているか，日々点検が必要になります．それぞれの場所の担当責任者と**点検方法**を決めて**安全点検表**を作成し，全員で共有します．

2）災害や不測の事態の発生時の対応体制および避難への備え

①災害や不測の事態に備えた対応体制

　災害には，地震，津波，台風，洪水，土砂崩れ，竜巻などの**自然災害**と，火災や交通事故，溺水，不審者による犯罪など保育活動時に発生する**不測の事態**と，様々なものがあります．また，事前の備えで回避できるものと，予期せず巻き込まれる不可避のものとがありますが，どんなときでも保育者は，子どもたちの安全を守らなければなりません．そのために，その地域のハザードマップの確認をしたうえで，予測される災害や不測の事態ごとの**マニュアル**を作成します．

6 災害時の対応（行動手順）
（1）発災時に行うべきこと 発災期

ア 安全を確保する（主に地震の想定）

全員が			園児に声掛けをする
			シェイクアウトの姿勢をとる（窓から離れる）
			危険が去るまでじっとしている
園長が	指示する	職員が	建物（施設）の安全を確認する。
		消火係が	火元を確認する⇒初期消火活動を行う
			避難路を確認する。
		避難誘導係が	避難先の安全を確認する。
			建物周辺の安全を確認する。

イー1 避難を実施する

園長が			避難の実施を判断する。（水災害の場合は10頁を参考に）
			避難の実施を宣言する。
			必要に応じて近隣に協力を依頼する（施設外に避難する場合）。
園長が	指示する	職員が	目立つ場所に避難先を掲示する。
			園児を誘導する。
		避難誘導係が	避難先での安全を確保する。
		非常持出係が	非常持出しを行う。

イー2 屋内で避難する

園長が			一般避難者を受け入れるかどうか判断する。
			一般避難者を受け入れる期間を決める。
園長が	指示する	職員が	一般避難者用スペースを確保し、園児の避難スペースと区別する。
			一般避難者用スペースの運営を避難者に委ねる。

ウ 避難者の安否を確認する

園長が	指示する	避難誘導係が	全員の避難を確認する。
			けが人の有無を確認する。

エ 救護活動を行う

園長が	指示する	救急係が	応急手当を実施する。
			必要に応じて医療機関に搬送する。
			（救急車がすぐに来れないことを想定しておく）

（2）避難後に安全を確保する

園長が	指示する	職員が	目視で確認できる範囲で構造被害を確認する。
			内部被害を確認する。
			使用不能な場所を可視化する。
			落ちつけるスペースを確保する。

（3）情報を収集する 応急期

園長が	指示する	職員が	テレビ、ラジオ、パソコンで情報を収集する。
			気象庁の情報を収集する。
			京都市の情報、報道等で被害の情報を収集する。
			対応、支援の情報を収集する。

（4）関係者の安否を確認する

園長が	指示する	職員が	安否を確認する。無事（　）人、けが人（　）人 ・登園していた園児数 ・来園していた保護者数 ・職員数 ・その他関係者数

（5）保護者へ連絡を行う

園長が	指示する	職員が	お迎えの依頼を行う。
			外部へ避難する（した）ことを連絡する。
			移動した場所を伝える

※ 保護者のお迎えが危険な場合は保育を継続する（保育の継続については3頁「（5）休園の判断基準」を参照）。
※ 保育の継続が長時間に及ぶ場合等は保護者への安否連絡を行う。

（6）被害状況を確認し取りまとめる

園長が	指示する	職員が	建物の状況を確認する。
			電気・水道・ガス等の被害状況を確認する。
			その他の被害（車両・備品等）状況を確認する。
			周辺の被害状況を確認する。
園長が	指示する	職員が	上記の被害状況をとりまとめる。

（7）被害情報を伝達する

園長が		とりまとめた被害情報を伝達する。優先順位① 区役所・支所の災害対策本部（電話：　　　FAX：　　　）優先順位② 京都市保健福祉局 保育課（電話：251-2390 FAX：251-2950）優先順位③ 京都市災害対策本部（電話：212-6792 FAX：212-6790）

※ 優先順位①、②の機関から京都市災害対策本部に情報が伝達される。
※ 警報発令時は区役所・支所の地域力推進室（総務・防災担当）に災害対策本部が設置される。

図6　災害マニュアルの例①（対応）

（公益社団法人京都市保育園連盟（安全対策委員会）：保育園防災マニュアルひな型（令和元年8月一部改訂）. 2019. (https://safety.renmei.kyoto-/_src/35005366/19-09%E3%80%80%EF%BC%88%E6%94%B9%EF%BC%89%E4%BF%9D%E8%82%B2%E5%9C%92%E9%98%B2%E7%81%BD%E3%83%9E%E3%83%8B%E3%83%A5%E3%82%A2%E3%83%AB.pdf?v=1567421658173〔閲覧日：2021.5.27〕)より）

②マニュアル作成における留意点

● 災害や不測の事態発生時の体制

　災害や不測の事態が発生したときには、判断を的確に行える責任者が指示を行い、全職員が冷静に適切な行動をとることが必要です（図6）[2]．保育所などの多くは、職員が交代で出勤しています．通常時と職員が少ないときの**指揮系統**のマニュアルが必要になります．一般的には、園長、所長などの責任者が指揮を行いますが、不在のときには誰が代理となるか、すべての時間帯での連携を全職員が対応できるように決めておきます（図7）[2]．指揮系統のフローチャートを作成し、施設内の要所の見える場所に掲示します．

　また、乳児や個別的な配慮を要する子どもなど、避難に人手が必要なクラスにはどの職員がそのクラスに入るかなど、事前に応援体制を決めておきます．職員の出勤が変更になった場合は、その都度代理を決めておくことも必要です．代理となる職員には、引き継ぎ事項を伝えておきます．

● 緊急時の避難経路

　複数の避難経路を確保し、迅速に全園児がスムーズに避難できるように、わかりやすく**図面**にしておきます．

● 緊急時に持ち出すもの

書類：児童出欠簿（全園児名簿）、家庭連絡票、園児引渡しカード（園児の送迎者名簿）、アレルギー・慢性疾患児への対応票など

その他：ヘルメット、軍手、携帯電話、タオル、緊急薬品、笛、筆記用具、ガムテープ、ティッシュペーパー、保温シート、ビニール袋、保存食など（避難用リュックに入れておくとよい）

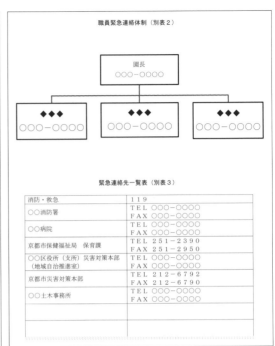

図7　災害マニュアルの例②（役割分担，緊急連絡先）
（公益社団法人京都市保育園連盟〔安全対策委員会〕：保育園防災マニュアルひな型〔令和元年8月一部改訂〕. 2019. (https://safety.renmei.kyo-to/_src/35005366/19-09%E3%80%80%EF%BC%88%E6%94%B9%EF%BC%89%E4%BF%9D%E8%82%B2%E5%9C%92%E9%98%B2%E7%81%BD%E3%83%9E%E3%83%8B%E3%83%A5%E3%82%A2%E3%83%AB.pdf?v=1567421658173〔閲覧日：2021.5.27〕)より）

● **緊急時の連絡先**
　病院や自治体などの**緊急時の連絡先一覧**を作成しておき，マニュアルと一緒に施設内の見えるところに掲示しておきます（図7）[2]．

③災害発生時の連絡方法および地域の連携
　緊急時災害連絡システムによるメール送信などの対応を行う保育所が増えています．携帯電話，職場の連絡先，親族の連絡先など，保護者には**複数の連絡先**を届けてもらっておきます．また，緊急連絡を行う自治体や警察などと普段から連絡を取り合えるようにしておくことも必要です．

④個別的な配慮を要する子どもへの対応
　障害や慢性疾患をもつ子どもの場合は，災害時にも特別な配慮が必要です．投薬の確認，医療機器の確認を定期的に行います．自閉スペクトラム症児には，落ち着ける環境を用意します．食物アレルギーがある子どもの食事の確保，アトピー性皮膚炎のある子どもにシャワーを優先的に配慮する，また避難所に来られない子どもがいる場合は，情報や必要物品が届いているかの確認も大切です．

3　安全教育

　保育所などでは，避難訓練の年間計画を年度ごとに見直し，毎月実施しています．火災，地震，防犯など毎月のテーマを決め，保育者と子どもたちが一緒に取り組むことで安全への意識が培われていきます．普段の保育で子どもの発達を踏まえながら，安全への意識を高める関わりをすることが重要です．クラスごとに安全教育のテーマを決め，年間を通して実施するようにしましょう．定期的に避難訓練や安全教育を実施することで，子どもたちが災害や不測の事態の発生時に，過度に不安になら

表2	避難時の標語「おかしもち」		表3	防犯の標語「いかのおすし」
お	おさない		いか	知らない人についていかない
か	かけない		の	知らない人の車にのらない
し	しゃべらない		お	おおごえで叫ぶ
も	もどらない		す	すぐに逃げる
ち	ちらばらない		し	周りの大人にしらせる

ないようにします．安全教育では，以下の子どもの特性に配慮します．

①身体的特性

子ども自身が状況に応じ身体を動かして，危険を回避できるようにします．

②知的特性

子どもの好奇心を大切にしながら，危険に対する注意力を身につけるようにします．

③精神的特性

必要以上に臆病にならないように，場面を限定して危険を理解させ，慎重に行動させるようにします．

1）交通安全教育

交通ルールやマナーは，何度も同じ行動を反復させて身につけさせます．子どもは大人より目の高さが低いこと，視野も大人より狭いことに配慮します．

2）避難訓練

火災や地震を想定した訓練を定期的に行います．避難経路や避難場所を確認し，避難場所への経路も，同じ経路だけでなく，様々な状況を想定して複数の避難経路で訓練しておきます．保護者との連絡方法を一人ひとり確認し，事前の訓練の必要性を理解してもらい，保護者との協力体制を確立しておくことが大切です．子どもたちには行動の仕方をわかりやすい標語など（表2）で指導します．また，災害時の備蓄は定期的に点検しておき，備蓄品のリストを作成します．保存食は最低3日間は生活できる量の水や食品を用意し，職員に保管場所を周知しておきます．

3）防犯指導

出入り口の鍵，防犯カメラの設置，防犯ブザーなどの対策の他に，不審者に対する標語（表3）の指導や，地域との協力体制も必要です．

📖 文献 ‥‥‥

1）保育所保育指針（厚生労働省告示第百十七号）．(https://www.mhlw.go.jp/file/06-Seisakujouhou-11900000-Koyoukintoujidou-kateikyoku/0000160000.pdf〔閲覧日：2021.5.22〕)

2）公益社団法人京都市保育園連盟（安全対策委員会）：保育園防災マニュアルひな型（令和元年8月一部改訂）．2019．(https://safety.renmei.kyoto/_src/35005366/19-09%E3%80%80%EF%BC%88%E6%94%B9%EF%BC%89%E4%BF%9D%E8%82%B2%E5%9C%92%E9%98%B2%E7%81%BD%E3%83%9E%E3%83%8B%E3%83%A5%E3%82%A2%E3%83%AB.pdf?v=1567421658173〔閲覧日：2021.5.27〕)

🐿 話し合ってみよう！ 😊

・緊急連絡の手順，避難経路を確認しておきましょう

・緊急時に持ち出すものとして，何を揃えたらよいか考えてみましょう

課題 1 屋内の設備の消毒方法について，実習してみよう

子どもの保健の基本的知識や現場で出合う様々な保育課題を質問形式にしています．講義ページとあわせて学習しましょう．

- ・手洗い場
- ・トイレ
- ・ベッド
- ・調理場
- ・ドア
- ・沐浴槽
- ・遊具
- ・おもちゃ
- ・絵本
- ・床

 課題 2 プールの水質検査を実習してみよう

- ・pH チェック
- ・遊離残留塩素濃度

課題 3 プールに入れる条件をまとめてみよう

- ・水温や気温
- ・水質検査
- ・子どもの体調

課題 4 例1〜5の場面別の絵をみて，子どもの事故防止のチェックポイントをあげてみよう．また，様々な場面を想定し，チェックポイントを考えてみよう

※解答（例）は p.147〜148

1) 首がすわる前の乳児の事故予防のチェック
2) 寝返り，はいはいができる乳児の事故予防のチェック
3) 歩き出した乳幼児の事故予防のチェック
4) 居間での事故予防のチェック（例1）
5) 洗面所，浴室での事故予防のチェック（例2）
6) 台所，食事での事故予防のチェック（例3）
7) トイレでの事故予防のチェック
8) ベランダや庭での事故予防のチェック
9) ベビーカー，自動車，自転車に乗せたときの事故予防のチェック
10) 公園での事故予防のチェック（例4）
11) 道路を歩くときの事故予防のチェック（例5）
12) プール，海水浴での事故予防のチェック
13) バスに乗るときの事故予防のチェック
14) 駅で列車に乗るときの事故予防のチェック
15) 異年齢で遊んでいるときの事故予防のチェック

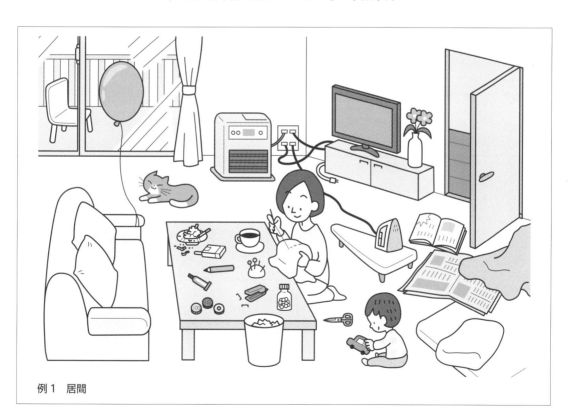

例1　居間

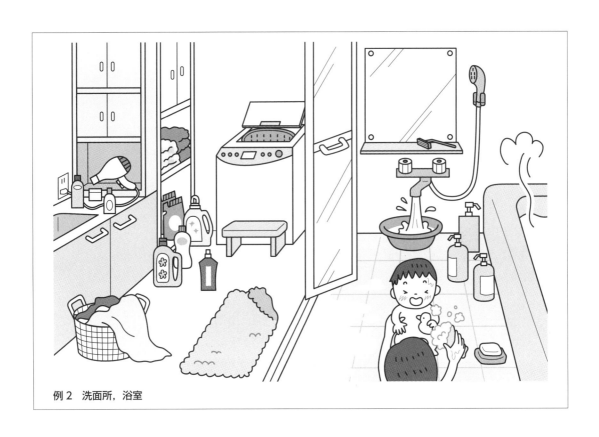

例2　洗面所，浴室

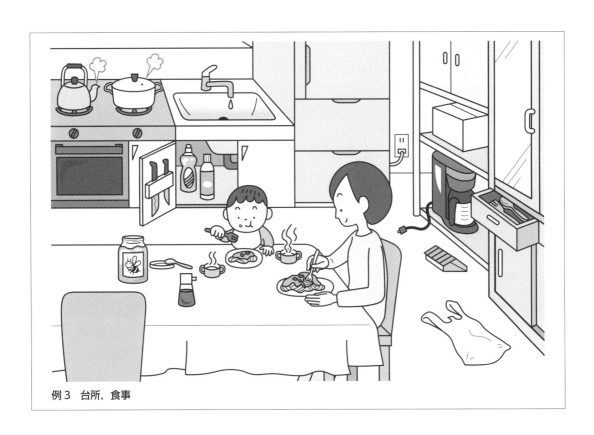

例3　台所，食事

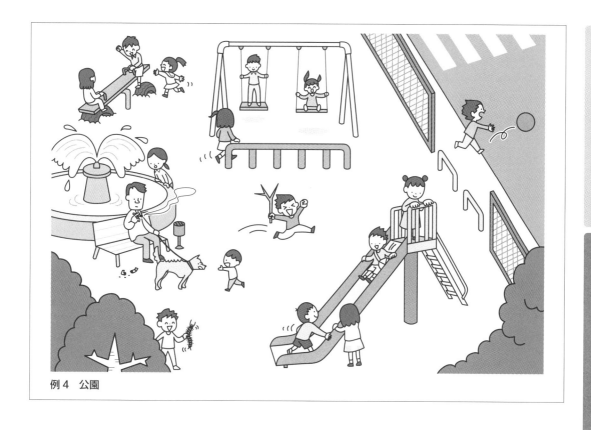

例4　公園

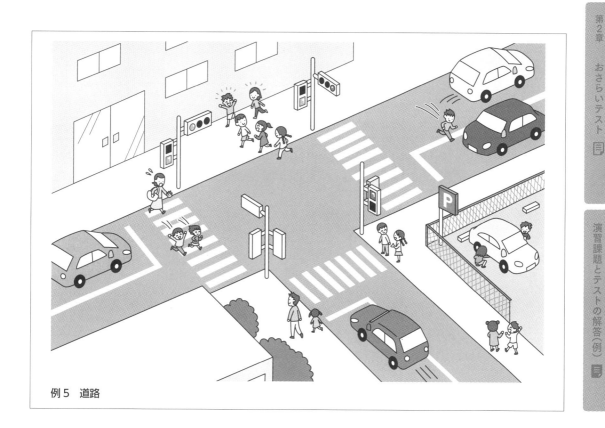

例5　道路

課題5 実際に事故に遭遇したケースを想定し，どのように対応したら
よいか話し合ってみよう

・服の上から熱湯をかぶって熱傷（やけど）を負う
・ハサミで自分の手を切る
・床に落ちていた小さなおもちゃを口に入れて，息ができなくなる
・乳アレルギーがある子どもが，他の子どもの乳製品を誤食する
・階段から転落して頭を打つ
・プールでおぼれて沈んでいるのを発見する

課題6 保育所，幼稚園，児童館，学校での事故防止のチェック項目を
つくってみよう

・室内（例6）　　・園庭（校庭）
・廊下　　　　　・飼育小屋
・トイレ　　　　・プール
・体育館　　　　・階段

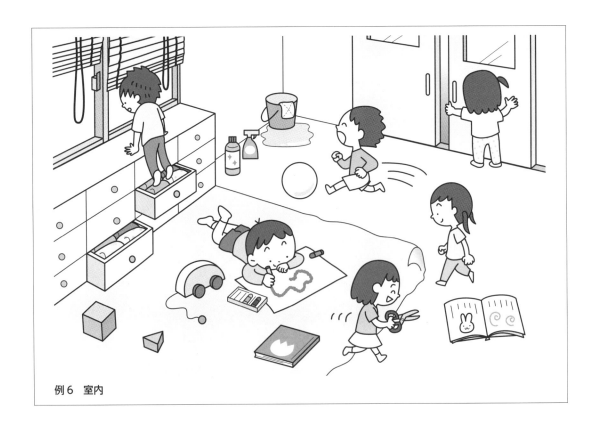

例6　室内

課題7 保護者に事故防止の指導をするときのチェック項目をつくってみよう

· 乳幼児（0～3か月，3～6か月，6～9か月，9～18か月）
· 幼児（18か月～6歳）
· 学童

課題8 子どもが誤飲してしまう物の大きさを確かめてみよう

チャイルド・マウスをつくってチェックしてみよう

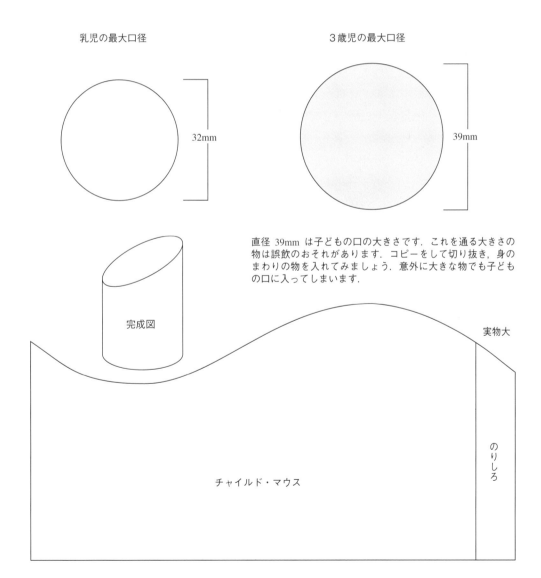

乳児の最大口径

32mm

3歳児の最大口径

39mm

直径 39mm は子どもの口の大きさです．これを通る大きさの物は誤飲のおそれがあります．コピーをして切り抜き，身のまわりの物を入れてみましょう．意外に大きな物でも子どもの口に入ってしまいます．

完成図

実物大

のりしろ

チャイルド・マウス

課題9 子どもの視野を体験してみよう

幼児視野体験メガネをつくってみよう

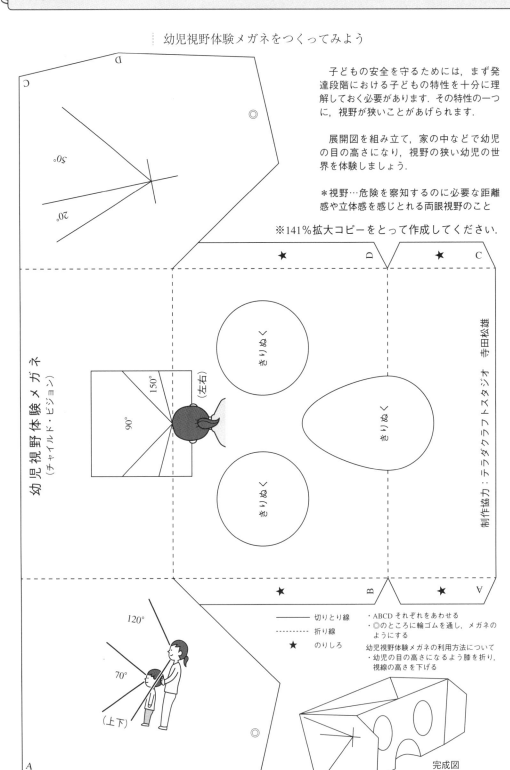

子どもの安全を守るためには，まず発達段階における子どもの特性を十分に理解しておく必要があります．その特性の一つに，視野が狭いことがあげられます．

展開図を組み立て，家の中などで幼児の目の高さになり，視野の狭い幼児の世界を体験しましょう．

＊視野…危険を察知するのに必要な距離感や立体感を感じとれる両眼視野のこと

※141%拡大コピーをとって作成してください．

制作協力：テラダクラフトスタジオ　寺田松雄

幼児視野体験メガネ
（チャイルド・ビジョン）

150°
90°
（左右）

きりぬく
きりぬく
きりぬく

50°
20°

120°
70°
（上下）

———— 切りとり線
-------- 折り線
★ のりしろ

・ABCD それぞれをあわせる
・◎のところに輪ゴムを通し，メガネのようにする

幼児視野体験メガネの利用方法について
・幼児の目の高さになるよう膝を折り，視線の高さを下げる

完成図

課題10 災害が起きたときの行動について，職員，子どもに分けて，行動の手順を確認してみよう

ヒント 💡

合言葉は？：おかしもち
　おさない
　かけない
　しゃべらない
　もどらない
　ちらばらない

・地震のときの訓練
・火災のときの訓練
・避難するときの訓練

 課題11 子どもたちが生活する場所の安全点検をして，ハザードマップを作成してみよう

・保育室
・園庭
・散歩に行く公園

 課題12 火災，地震，台風，洪水，落雷が起きたときの避難の仕方を確認してみよう

※2），3），6），10）の解答(例)は
　p.148～149

1）火災のときは火元の場所によって避難経路が異なることを確認しよう
2）煙の流れ方によって避難するときの姿勢を確認しよう
3）子どもが興奮したときにどうするか手順を確認しよう
4）地震が起きたときの最初の行動を確認しよう
5）大規模地震が起きたときの避難場所，避難経路を確認しよう
6）災害発生時の連絡の取り方を確認しよう
7）台風や大雨のとき，どの時点で保護者にお迎えの連絡を入れるか確認しよう
8）施設や家屋の周りが洪水や津波の起こる可能性のある場所でないか，悪天候時に転落の危険がある場所などがないか，点検しよう
9）屋外で雷が発生したとき，どのように避難するか手順を確認しよう
10）今までに起こった子どもの天災時の事故について調べ，何が問題だったか考えてみよう

a　学校で校庭を横切って落雷にあった

b　大雨のとき，集団で帰宅していたところ，小学生がマンホールの穴に転落し用水路に流された

c　川が氾濫しているのを親子で見に行った中学生が，手を離して流された

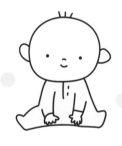

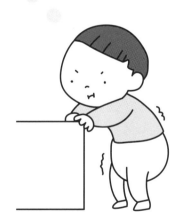

おさらいテスト

〈解答は p.149〉

問1 次の文の( )に適当な語句を入れなさい.

① 首がすわっていない3か月までの乳児の事故は,(　　　　　)が最も多く,寝返りやおすわりができるようになると,(　　　　)や(　　　　)が多くなる.

② 発達が未熟な子どもで多い傷害の身体部位は,(　　　　)部,(　　　　)面などの(　　　　)半身で,活動範囲の広がった子どもでは(　　　　)半身の傷害が多くなる.

③ 事故や災害で怖い体験をした後に,長期にわたって日常生活に影響を及ぼすことを(　　　　)といい,事故や災害発生の(　　　　)期から対応を考えておく必要がある.

④ 保育中の事故防止のために,子どもの(　　　　)の状態を踏まえつつ,施設内外の安全(　　　　)に努め,安全対策のために全職員の情報(　　　　)や体制づくりを図るとともに,家庭や関係機関の協力の下に安全(　　　　)を行うことが重要である.

問2 次の記述について,適切なものに〇,適切でないものに×をつけなさい.

① (　　　)1〜9歳の死因の第2位は,不慮の事故である.

② (　　　)保育所の施設基準では,子ども1人当たりの面積は2歳未満と2歳以上で異なる.

③ (　　　)プールで活動するときは,水温は気温より高いことが必要である.

① 体調不良や傷害が発生した場合の 対応と応急処置

POINT!

● 子どもの体調不良時における対応を身につける
● 子どもの傷害や事故が起きた際の応急処置を身につける
● 投薬の仕方や医療機関受診時の対応を知る

1 体調不良時の対応

　子どもの場合，基礎疾患がなければ全身状態を最初に評価することが大切です．普段と様子が異なるときには，まずは検温してみます．次に，**食欲**，**睡眠**，**活動性**（食べる，寝る，遊ぶ）に変化がないかを調べます．支障がなければ急には大きな問題のないことが多いですが，図1[1]のポイントに従って**全身を観察**します．発疹を見つけたときには，全身をみて発疹のある箇所と性状をチェックします．子どもの体調がすぐれないときは**感染症**のことが多いため，他の子どもたちから隔離して安静にさせることが基本になります．体調は時間とともに変化するため，**記録**しておくことも大切です．

1）発熱

　急に高熱になったときは，手足が冷たくなって身体を震わせる**悪寒**を認めることがあります．そのときは一時的に温めますが，悪寒がおさまったら部屋を涼しくし，薄着にさせ，水分をこまめにとらせます．冷やす際は，首の周り，脇の下（腋窩），太ももの付け根などを冷やすのが効果的です（図2）．

2）けいれん（ひきつけ）

　6歳くらいまでの幼児では，発熱時にひきつける**熱性けいれん**を起こすことがあります．多くは意識がなくなり，目が上転し，手足は固く，ガタガタ震えます．舌を噛むことはまずないので，口の中に何かを突っ込んだりすることは嘔吐を誘発して気道をつまらせる危険があるため，やってはいけません．ボタンを外すなど衣服をゆるめ，嘔吐したときの誤嚥・窒息防止のため身体と頭を横にして楽な姿勢をとらせ，けいれんが何分続くか測ります（図3）．けいれん中に嘔吐したときには，口の中のものを掻き出します．大声で名前を呼んで身体をゆするのも，刺激によって逆にけいれんが長びくことがあるため，やらないようにします．はじめてのけいれんや5分以上けいれんが続くとき，何回もけいれんを繰り返すとき，けいれん後に意識が戻らないとき，けいれん後に手足の麻痺があるようなときには救急車を呼び，医療機関に連れて行きます．

3）嘔吐

　感染症による嘔吐の場合，ほとんどが**ウイルス性**によるものです．一度嘔吐しても子どもの顔色が元に戻らないときにはまた吐くことがあるため，**エチケット袋**をそばに用意しておきます．嘔吐してすぐに食事をすると症状が悪化することがあるため，しばらく落ち着くまで**経口摂取**はさせないことが大切です．また，吐物や便を触ることによる経口感染も多いため，よく手洗いをすることが大切です．床などに嘔吐したときには他の子どもをその場所から離し，感染が広がらないように吐物の処理をすることが必要です（p.26，**図3**）．

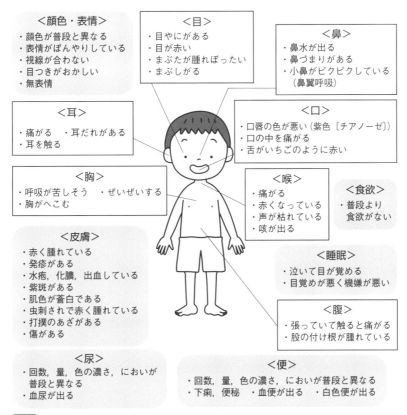

<**顔色・表情**>
・顔色が普段と異なる
・表情がぼんやりしている
・視線が合わない
・目つきがおかしい
・無表情

<**目**>
・目やにがある
・目が赤い
・まぶたが腫れぼったい
・まぶしがる

<**鼻**>
・鼻水が出る
・鼻づまりがある
・小鼻がピクピクしている
　（鼻翼呼吸）

<**耳**>
・痛がる　・耳だれがある
・耳を触る

<**口**>
・口唇の色が悪い（紫色〔チアノーゼ〕）
・口の中を痛がる
・舌がいちごのように赤い

<**胸**>
・呼吸が苦しそう　・ぜいぜいする
・胸がへこむ

<**喉**>
・痛がる
・赤くなっている
・声が枯れている
・咳が出る

<**食欲**>
・普段より
　食欲がない

<**皮膚**>
・赤く腫れている
・発疹がある
・水疱，化膿，出血している
・紫斑がある
・肌色が蒼白である
・虫刺されで赤く腫れている
・打撲のあざがある
・傷がある

<**睡眠**>
・泣いて目が覚める
・目覚めが悪く機嫌が悪い

<**腹**>
・張っていて触ると痛がる
・股の付け根が腫れている

<**尿**>
・回数，量，色の濃さ，においが
　普段と異なる
・血尿が出る

<**便**>
・回数，量，色の濃さ，においが普段と異なる
・下痢，便秘　・血便が出る　・白色便が出る

図1　子どもの症状のポイント

（厚生労働省：保育所における感染症対策ガイドライン（2018 年改訂版）. 2018. (https://www.mhlw.go.jp/file/06-Seisakujouhou-11900000-Koyoukintoujidoukateikyoku/0000201596.pdf〔閲覧日：2021.5.27〕）を元に作図）

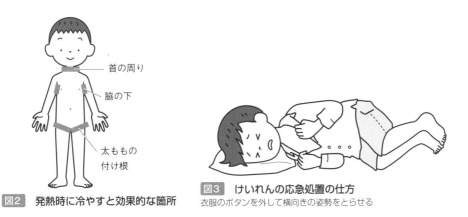

首の周り
脇の下
太ももの
付け根

図2　発熱時に冷やすと効果的な箇所

図3　けいれんの応急処置の仕方
衣服のボタンを外して横向きの姿勢をとらせる

4）下痢

　感染症による下痢の場合，嘔吐と同様にほとんどがウイルス性ですが，便の回数，色，性状（軟便か水様便か）を記録します．血便や白色便のときには，画像に残すか便をオムツで包んでビニール袋に入れて保存し，医療機関に持参します．オムツをしている子どもの場合，下痢の回数が多いとオムツかぶれになることがしばしばあります．排便のたびに臀部をよく洗い，皮膚を乾かしてからオムツ

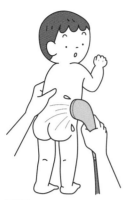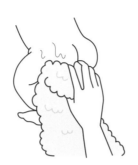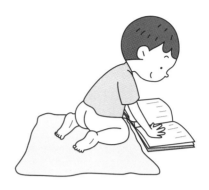

図4　下痢のときの臀部のケア
排便のたびにシャワーで洗い，タオルで水分をとったあと，自然乾燥させる

表1　下痢のとき，食べてよいもの，悪いもの

よいもの	豆腐，おかゆ，煮込みうどん，りんごのすりおろしなどの消化のよいもの
悪いもの	牛乳・乳製品，ハム・ソーセージなどの加工品，オレンジジュース，きのこ類，揚げ物など

をつけるようにします（図4）．下痢をしたときに普段通りの食事を続けると症状が悪化することがあるため，しばらく落ち着くまで食事の内容に注意します（表1）．

5）脱水症

　発熱や下痢を伴って頻回に嘔吐するときには，脱水症になる心配が出てくるため，嘔吐の回数，飲水量，尿量を記録します．脱水症になると，目が落ちくぼんだり，皮膚のはりがなくなったり，唇が乾いたりします．最も重要な症状として，尿の回数や量が減少します．また，爪のところを5秒圧迫して放した後，元の色に戻るのに2秒以上かかる場合は脱水症のことがありますので医療機関を受診します．脱水症にならないために，塩分を含んだ水分を少量ずつ繰り返しとらせるようにし，乳児の場合は母乳あるいは人工乳を与えてもかまいません．十分な水分がとれないときには医療機関を受診します．

6）便秘

　便がたまると，便秘症による腹痛を起こすことがあります．そのときは，腹部を"の"の字にマッサージする，ワセリンやオリーブ油などをつけた綿棒で肛門を刺激する綿棒浣腸をするなどで排便させます（図5）．年長児では，食生活や排便習慣にも気をつけます．

7）咳

　子どもは痰がうまく出せず，続けて咳き込んで，嘔吐することがあります．咳がひどいときは室内をなるべく加湿し，水分をとらせて，寝ているときは身体を起こして背中を軽く叩いて痰を出しやすくし，寝かせ方にも注意します（図6）．

　飲食中に突然ぜいぜいするようになったときは，誤嚥のことがあります．声が出なくなっているようであれば，窒息のときと同じ救急処置を行います（p.61，図1）．じんま疹などを伴っていたり，顔が腫れていたりするときは，アナフィラキシーのこともあります．足を高くして寝かせ，救急車を手

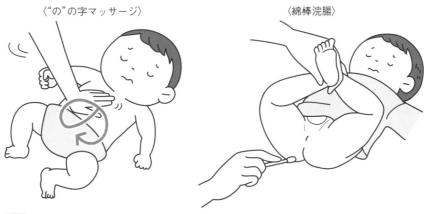

図5　乳児の便秘のときの "の" の字マッサージと綿棒浣腸
"の" の字マッサージ：臍を中心に "の" の字を書くように手のひらで時計回りにマッサージする
綿棒浣腸：あぐらをかくように両足を固定して持ち上げる．ワセリンやオリーブ油などを綿棒につけ，綿の部分までを肛門にゆっくり入れる．綿の部分を軸にして，棒の部分を回して刺激する

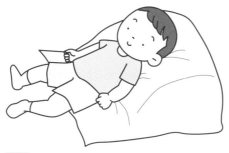

図6　咳き込んだときの寝かせ方
首が曲がると気道が圧迫されるので，首と背中がまっすぐになるような寝かせ方にする

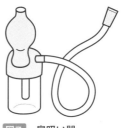

図7　鼻吸い器

配します．喘息発作や感染症で呼吸が苦しくなっているときには，身体を起こして座らせ，水分補給し，改善しないときには医療機関に連れて行きます．

8）鼻水，鼻づまり

　乳児は**鼻呼吸**のため，鼻に分泌物がたまると呼吸が苦しくなります．室内を十分加湿し，水分を多めにとらせて鼻水を出しやすくしてあげます．鼻水が多いときには，鼻吸い器などを用いて鼻水を取ります（図7）．鼻づまりがひどいときには，鼻根部を蒸しタオルで温めたり，お湯の蒸気をかがせたりすると少し楽になります．

9）発疹

　子どもの感染症ではしばしば発疹を伴うことがあり，発疹と発熱の経過で診断できる疾患も多くあります（p.74，**図1**）．症状を認めたときには検温し，全身をチェックして，発疹が出ている**場所**と**性状**（p.75，**表1**）を記録します．かゆみがあるかどうかも原因を特定するための大切な情報です．

2　傷害時の応急処置

1）出血

　出血がある部位を，清潔なガーゼなどで押さえて**止血**します．それでも出血が続くときには，傷口

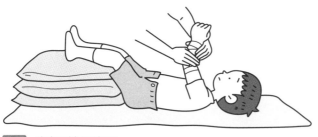

図8 出血に対する処置
出血部位を押さえ心臓より高くする. 顔色が悪いときは仰向けに寝かせ, 足を高くする

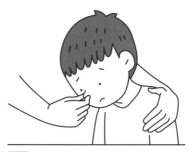

図9 鼻出血に対する処置
鼻をつまんで下を向かせる

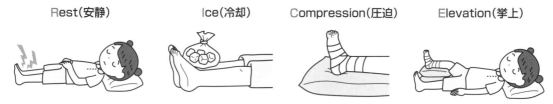

Rest(安静)　　Ice(冷却)　　Compression(圧迫)　　Elevation(挙上)

図10 捻挫治療の4原則(RICE)

より心臓に近い部分を圧迫します. 止血が難しいときは, 傷口を圧迫しながら出血部位を心臓より高くします. 気持ち悪そうな様子があれば, 仰向けに寝かせて足を高くします(図8). 鼻出血のときには, 鼻をつまんで下を向かせて静かにし, 鼻根部を冷やすのもよいでしょう(図9). 子どもの場合, 興奮して泣き止まないとなかなか出血が止まらないことがあるため, やさしく抱いて落ち着かせることも大切です.

2)切り傷, 刺し傷, 擦り傷
　傷からの感染防止のため, 傷口を流水で洗い, 汚れを取り除きます. 傷口が大きい場合は縫合が必要なときもあるため, ガーゼで保護し, 外科のある医療機関を受診します.

3)骨折, 脱臼, 捻挫
　受傷した箇所の動きがおかしいときや激しい痛みがあるときには安静にして冷やし, 関節が動かないようにダンボールか太い棒に包帯で固定して医療機関を受診します. 捻挫の場合はRICE(Rest:安静, Ice:冷却, Compression:圧迫, Elevation:挙上)で様子をみます(図10). 骨折, 脱臼の場合もできる範囲で同様の処置をし, 医療機関での処置後は指示に従って少しずつ動かすようにして, 経過をみます.

4)肘内障
　子どもは, 腕を急にひっぱると肘の関節が靱帯の外側に抜ける肘内障になることがあります. 手を上にあげると痛がるという症状がみられるため, 医療機関で元に戻してもらいます(図11).

5)頭部打撲
　打撲直後に泣いてもしばらく後に元気になれば, そのまま様子をみてかまいません. ぐったりして泣かなかったり, 呼吸がおかしかったり, 顔色が悪いときは, 救急車を呼びます. すぐに元気になっても, その後1日は嘔吐の有無や目つき, 意識状態の変化に注意して, 異常があるときには脳神経外科のある医療機関を受診します.

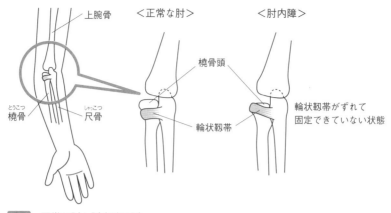

上腕骨

<正常な肘>

<肘内障>

橈骨頭

橈骨（とうこつ）　尺骨（しゃっこつ）

輪状靭帯

輪状靭帯がずれて
固定できていない状態

図11 正常な肘と肘内障の肘

6）熱傷（やけど）

まず**流水**で冷やすことが大切です．10〜15 分ほど痛みがとれるまで冷やし，流水がないときは**保冷剤**で冷やしてもよいでしょう．衣服を着ているときは着たままで冷やします．受傷した部位が黒くなっていたり，熱風を気道に吸い込んだ可能性があるときには，急いで救急医療機関を受診します．

7）凍傷

温かい場所に移動させ，靴下や手袋をそっと脱がせます．両手を子ども自身の脇の下に入れさせ，足は介助者の脇で温めます．皮膚を傷つける可能性があるため，こすったりしないほうがよいでしょう．

8）電撃傷

子どもの感電事故には，コンセントにヘアピンや針金を差し込むなどが多くあります．子どもが感電してしまったら，まず電源を切るかブレーカーを落とすなどして電気の供給を止めるか，感電箇所から子どもを遠ざけます．その際，救助者は木製の棒や乾いたタオルを用いるか，ゴム手袋を着用するなどして，絶縁対策をしましょう．受傷箇所を 10 分以上流水で冷やし，心肺停止の場合は心肺蘇生を行い，また脈が不規則な場合や弱い場合は救急車を呼びます．

3 事故にあったときの対応

1）溺水（できすい）

子どもが溺れるときは，暴れたりせず静かに沈むことが多いです．救助者は自分の身の安全を確保したうえで子どもを水から引き上げ，頭を下げさせて口の中の水を外に出し，身体が冷え過ぎないように着替えさせて温めます．呼吸していないときは，**心肺蘇生**を行います．

2）誤飲（ごいん）

乳児は手に取ったものを何でも口に入れる習性があり，しばしば誤飲を起こします（表 2）[2]．最も多いのはタバコで，吸い殻の入った水を飲んだときは直ちに吐かせますが，医療機関で**胃洗浄**を行うこともあります．大きなものを誤飲して食道に留まったときには，医療機関で除去してもらう必要があります．ボタン電池は消化管穿孔（せんこう）の危険があるため，急いで医療機関を受診します．

3）熱中症

熱中症とは，高温多湿な場所で運動を行ったときや，乳幼児では過度の厚着や炎天下の車内に放置

表2 年度別・家庭用品などによる小児の誤飲事故のべ報告件数（上位 10 品目）

	2016 年度			2017 年度			2018 年度		
1	タバコ	147 件	20.2%	タバコ	147 件	23.0%	タバコ	130 件	20.8%
2	医薬品・医薬部外品	108 件	14.8%	医薬品・医薬部外品	92 件	14.4%	医薬品・医薬部外品	109 件	17.4%
3	プラスチック製品	72 件	9.9%	食品類	72 件	11.3%	食品類	77 件	12.3%
4	食品類	61 件	8.4%	プラスチック製品	63 件	9.8%	玩具	67 件	10.7%
5	玩具	52 件	7.1%	玩具	61 件	9.5%	プラスチック製品	44 件	7.0%
6	金属製品	42 件	5.8%	金属製品	27 件	4.2%	金属製品	41 件	6.5%
7	硬貨	32 件	4.4%	電池	22 件	3.4%	硬貨	19 件	3.0%
8	洗剤類	29 件	4.0%	洗剤類	14 件	2.2%	洗剤類	18 件	2.9%
9	電池	23 件	3.2%	化粧品	14 件	2.2%	文具類	16 件	2.6%
10	文具類	18 件	2.5%	文具類	12 件	1.9%	電池	11 件	1.8%
	合計	584 件	80.2%	合計	524 件	81.9%	合計	532 件	85.0%

（厚生労働省医薬・生活衛生局：2018 年度家庭用品等に係る健康被害病院モニター報告. 厚生労働省, 2019. (http://www.nihs.go.jp/mhlw/chemical/katei/hospital/H30.pdf〔閲覧日：2021.5.22〕）より引用改変）

WBGT（屋外）＝ 0.7 × 湿球温度 ＋ 0.2 × 黒球温度 ＋ 0.1 × 乾球温度
WBGT（屋内）＝ 0.7 × 湿球温度 ＋ 0.3 × 黒球温度

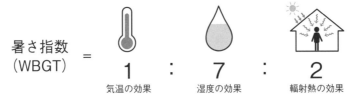

暑さ指数（WBGT）＝ 1 : 7 : 2
気温の効果　湿度の効果　輻射熱の効果

図12 暑さ指数（WBGT）

乾球温度：通常の温度計が示す温度. いわゆる気温のこと. 湿球温度：温度計の球部を湿らせたガーゼで覆い，常時湿らせた状態で測定する温度. 湿球の表面では水分が蒸発し気化熱が奪われるため湿球温度は下がる. 空気が乾燥しているほど蒸発の程度は激しく，乾球温度との差が大きくなる. 黒球温度：黒色に塗装された薄い銅板の球（中空，直径 150 mm，平均放射率 0.95）の中心部の温度. 周囲からの輻射熱の影響を示す
（環境省：熱中症環境保健マニュアル 2018. 2018. (http://www.wbgt.env.go.jp/pdf/manual/heatillness_manual_full_high.pdf〔閲覧日：2021.5.22〕）より引用改変）

されたときに発症する熱性障害です. 症状の軽い順よりⅠ度，Ⅱ度，Ⅲ度となり，それぞれ熱けいれん，熱疲労，熱射病に相当します. 熱けいれんは，突然の有痛性の筋肉のけいれんです. けいれんしている筋肉を冷やし，水分を補給します. 熱疲労は，体温調節は保たれていますが，発汗による脱水を認めます. 涼しい場所に連れて行き塩分を含む水分を補給します. 熱射病では，高度の脱水，発熱，意識障害をきたします. 衣服を脱がせて水で湿らせたタオルやスポンジで身体を拭き，救急車を呼びます.

　熱中症を予防するために，気温の他に湿度，輻射熱を取り入れた指標として，暑さ指数（湿球黒球温度，WBGT：Wet Bulb Globe Temperature）があります（図 12)[3]. WBGT が 31℃以上では，皮膚より気温のほうが高くなるため運動は中止します. この WBGT で，屋外作業やスポーツの指針を決めることができます（表 3)[3]. また，WBGT を簡単に測定できる熱中症計もあります（図 13).

表3　暑さ指数(WBGT)に応じた注意事項

	注意すべき 生活活動の目安[*1]	日常生活おける注意事項[*1]	熱中症予防のための運動指針[*2]
31℃以上	すべての 生活活動で 起こる危険性	高齢者においては安静状態でも発生する危険性が大きい 外出はなるべく避け,涼しい室内に移動する	**運動は原則中止** 特別の場合以外は運動を中止する.特に子どもの場合は中止すべき
28〜31℃		外出時は炎天下を避け,室内では室温の上昇に注意する	**厳重警戒(激しい運動は中止)** 激しい運動や持久走は避ける.積極的に休息をとり,水分塩分補給.体力のない者,暑さに慣れていない者は運動中止
25〜28℃	中等度以上の 生活活動で 起こる危険性	運動や激しい作業をする際は定期的に充分に休息を取り入れる	**警戒(積極的に休憩)** 積極的に休息をとり,水分塩分補給※.激しい運動では,30分おきくらいに休息
21〜25℃	強い生活活動で 起こる危険性	一般に危険性は少ないが激しい運動や重労働時には発生する危険性がある	**注意(積極的に水分補給)** 死亡事故が発生する可能性がある.熱中症の徴候に注意.運動の合間に水分塩分補給

＊1：日本生気象学会「日常生活における熱中症予防指針 Ver.3」2013 より．＊2：日本体育協会「熱中症予防のための運動指針」2012 より．
※：塩分補給については,乳幼児や疾患をもつ人の場合,制限の必要なことがあるため,かかりつけ医などに相談すること
(環境省：熱中症環境保健マニュアル 2018. 2018. (http://www.wbgt.env.go.jp/pdf/manual/heatillness_manual_full_high.pdf〔閲覧日：2021.5.22〕)より引用改変)

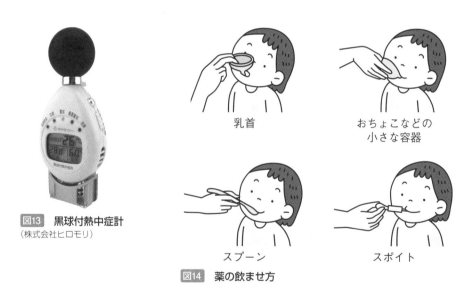

図13　黒球付熱中症計
(株式会社ヒロモリ)

乳首

おちょこなどの
小さな容器

スプーン

スポイト

図14　薬の飲ませ方

4　薬の投与の仕方

1)シロップ

　哺乳瓶の乳首で飲めるときには,薬を乳首部分に入れて飲ませます.哺乳瓶の乳首を嫌がるときには,おちょこやスプーン,スポイトで飲ませます(図14).

2)粉薬

　白湯でペースト状にして飲ませるか,頰の内側に塗りつけます.飲みづらい味のときは,練乳(1歳以上ならはちみつ,みそ汁,アイスクリームなどでもよい)に混ぜると大抵飲めます.市販の薬用

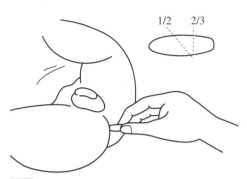

図15　坐薬の入れ方
坐薬の量は 1/2 などの指示があるときはカットする．カット
した先端はやや丸みをもたせる

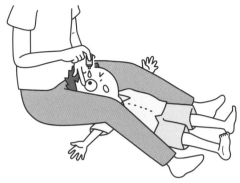

図16　点眼方法
子どもを仰向けに寝かせ，大人が両足で子どもの身体を固定し
て点眼する．目を閉じたまま目頭に目薬を落とし，瞬きするの
を待つ方法もある

のゼリーに混ぜる方法もあります．ミルクを飲まなくなると困るので，シロップも粉薬もミルクには
混ぜないようにしましょう．また，混ぜるものの分量は少なめにすること，大人が味を確認すること，
なるべく食後より食前にすること，薬だということをできるだけわからないようにすることを心がけ
ます．強制的に飲ませると，その後嫌がって薬を飲まなくなるので無理強いはしないようにします．

3）坐薬（坐剤）

　解熱薬，鎮吐薬，けいれん予防薬などがあります．坐薬は，内服を嫌がったり，吐き気のある子ど
もに使える利点があります．坐薬に少量の水やベビーオイルをつけて入れやすくし，乳児は足をしっ
かり曲げた姿勢で，年長児はおなかに力を入れないようにさせて，すばやく入れるようにします（図
15）．

4）貼り薬

　気管支拡張薬や鎮痛薬などがあります．気管支拡張薬は，薬が飲みづらい夜間などに手軽に使えま
すが，皮膚がかぶれることがあるため１日経ったらはがし，場所を変えて貼りかえます．

5）塗り薬

　湿疹や皮膚感染症のときに用います．症状に合わせて使うため，使用時は医師や薬剤師からよく指
導を受けます．口や目の周りに塗るときは，口や目に入っても大丈夫か確かめてから使います．使う
分をいったん手の甲に出すのもよいでしょう．ローションタイプ，軟膏，クリームなど様々なものが
ありますが，いずれも皮膚を清潔にしてから塗るのが基本です．

6）点眼薬

　泣いているときは避けて，機嫌がよいときに点眼しましょう．子どもを仰向けに寝かせ，大人が両
足で動かないように子どもの身体を固定して点眼する方法もあります（図 16）．

5 　医療機関受診時の対応

1）医療機関にかかるとき

　発熱したり，体調が悪くなったりしたときには，なるべく診療時間内にかかりつけ医を受診します．
その際，体温や体調の変化について時間を追って記録したものを持参します．嘔吐や下痢があるとき
には，嘔吐や下痢の他，尿の回数の記録も必要です．持ち物は，健康保険証，乳幼児・子ども医療証
の他に，母子健康手帳や多めのオムツに着替え，エチケット袋，イオン飲料，絵本などもあると便利

です．医療機関で処方された薬があるときには，お薬手帳か処方された薬を持参します．

2）救急医療機関を紹介してもらうとき

　普段から夜間や休日，救急診療を行っている地域の医療機関を調べておきます．東京都では，インターネットによる医療機関案内サービスもあります[4]．

3）救急車を呼ぶかどうか判断に迷うとき

　子どもは急に状態が変化することがあります．しばらく様子をみてよいか，すぐに救急車を呼んだほうがよいか迷ったときには，子ども医療電話相談事業 #8000（各都道府県の相談窓口に自動転送される）や，救急安心センター事業 #7119 に連絡します．

4）誤飲への対応を知りたいとき

　日本中毒情報センター[5]で情報を得ることができます．一般市民向け相談の電話番号は 072-727-2499（大阪中毒 110 番，24 時間対応），029-852-9999（つくば中毒 110 番，9〜21 時対応）です．医療機関を受診するときには，誤飲したと思われるものと同じものを持参します．

📖 文献 ···

1）厚生労働省：保育所における感染症対策ガイドライン（2018 年改訂版）．2018.（https://www.mhlw.go.jp/file/06-Seisakujouhou-11900000-Koyoukintoujidoukateikyoku/0000201596.pdf〔閲覧日：2021.5.27〕）
2）厚生労働省医薬・生活衛生局：2018 年度家庭用品等に係る健康被害病院モニター報告．厚生労働省，2019.（http://www.nihs.go.jp/mhlw/chemical/katei/hospital/H30.pdf〔閲覧日：2021.5.22〕）
3）環境省：熱中症環境保健マニュアル 2018．2018.（http://www.wbgt.env.go.jp/pdf/manual/heatillness_manual_full_high.pdf〔閲覧日：2021.5.22〕）
4）東京都福祉保健局ホームページ：東京都医療機関・薬局案内サービス．（https://www.himawari.metro.tokyo.jp/qq13/qqport/tomintop/index.php〔閲覧日：2021.5.28〕）
5）日本中毒情報センターホームページ．（https://www.j-poison-ic.jp〔閲覧日：2021.5.28〕）

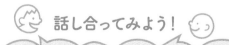

話し合ってみよう！

・体調の悪い子どもに飲ませたり，食べさせたりする場合はどんなものがよいか，考えてみましょう

第3章　講義

第3章　演習課題

第3章　おさらいテスト

演習課題とテストの解答（例）

第3章

子どもの体調不良などに
対する適切な対応を知ろう

② 救急処置および心肺蘇生法

POINT!

- 救急処置が必要な場合の判断と対応方法を身につける
- 子どもの心肺蘇生法を身につける
- 子どもに対する AED の使い方を理解する

1 救急処置

1)誤嚥

経口摂取していたものや嘔吐したものが気道に入ることを誤嚥といいます．何かを食べているとき
に突然咳き込み，喘鳴が聞こえたときには誤嚥を疑います．子どもで最も多い誤嚥は，ピーナッツな
どの豆類です．他にも，餅，こんにゃくゼリー，ガム，飴，小さなおもちゃなども注意が必要です．
誤嚥をして声が出せないときは窒息と考え，救急処置が必要となります．乳児の場合，片腕で体を，
手のひらで顎を支え，背中の真ん中を叩く背部叩打法と，胸骨の下半分を圧迫する胸部突き上げ法を
数回ずつ交互に行います．年長児では，背中を叩いて出ないときは，背後より両腕を回し，腹部を上
方に圧迫する腹部突き上げ法を行います（図1)[1]．

2)アナフィラキシー

アレルギー反応のうち最も重症な状態で，じんま疹，口腔，咽頭のアレルギー性腫脹，喘鳴，呼吸
困難，血圧低下など，一連の症状を認めることがあります．通常，原因物質と接触後30分以内に起
こることが多く，ショック状態になったときには命の危険もあるため，アナフィラキシーを疑ったと
きには急いで救急医療機関に連れて行く必要があります．アナフィラキシーの症状は程度によってグ
レード1〜3に分けられ，対応を変える必要があるため，症状が落ち着くまで慎重に観察します．（表
1)[2]．過去にアナフィラキシーを起こしたことがある場合には，緊急時に筋注できるアドレナリンの
自己注射製剤（エピペン®）を処方されることがあるため，事前の健康調査では，医療機関の診断書を
確認し，保護者と直接面談をしておきます．症状が出現したときの対応を全職員に徹底するとともに，
エピペン®を預かったときには，保管場所の周知と使い方の講習会を全職員に行います（図2)[3]．

2 子どもの心肺蘇生法

1)子どもの救急処置における留意点

1. 重症の怪我をしたとき，意識がないとき

事故や急病で子どもがぐったりしているときは，まず大声で人を呼び，手分けして処置をする必要
があります．意識があるかないかの確認は，耳元で子どもの名前を呼び，肩を叩きます．反応がない
ときは呼吸を確認し，大丈夫なときには半うつぶせ寝の回復体位（図3)[4]にして救急車を手配します．
呼吸が止まっているときには，心肺蘇生（CPR：cardiopulmonary resuscitation）を開始します．子ど
もの場合，救助者が一人しかいないときにはまず2分間心肺蘇生をしてから，救急車を手配します．

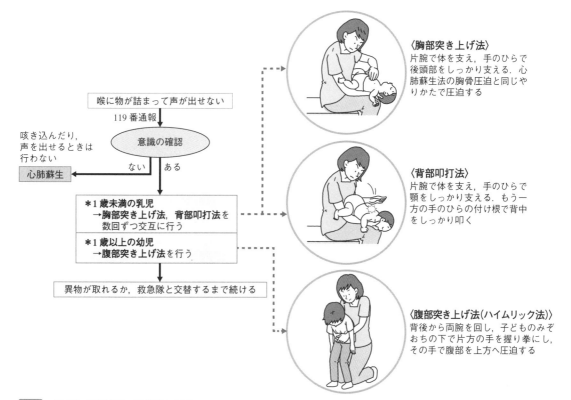

〈胸部突き上げ法〉
片腕で体を支え，手のひらで後頭部をしっかり支える．心肺蘇生法の胸骨圧迫と同じやりかたで圧迫する

〈背部叩打法〉
片腕で体を支え，手のひらで顎をしっかり支える．もう一方の手のひらの付け根で背中をしっかり叩く

〈腹部突き上げ法（ハイムリック法）〉
背後から両腕を回し，子どものみぞおちの下で片方の手を握り拳にし，その手で腹部を上方へ圧迫する

喉に物が詰まって声が出せない
119番通報

意識の確認

咳き込んだり，声を出せるときは行わない

ない → 心肺蘇生

ある ↓

＊1歳未満の乳児
→胸部突き上げ法，背部叩打法を数回ずつ交互に行う

＊1歳以上の幼児
→腹部突き上げ法を行う

異物が取れるか，救急隊と交替するまで続ける

図1　子どもの誤嚥時，窒息時の対応
（日本小児呼吸器学会，日本小児救急医学会：気道異物事故予防ならびに対応パンフレット．日本小児呼吸器学会，日本小児救急医学会，2013．(http://jspp1969.umin.jp/ind_img/cc03.pdf〔閲覧日：2021.5.22〕)を元に作図）

表1　アナフィラキシーのグレード別対応

		グレード1	グレード2	グレード3
皮膚症状	赤み・じんま疹	部分的，散在性	全身性	
	かゆみ	軽度のかゆみ	強いかゆみ	
粘膜症状	口唇，目，顔の腫れ	口唇，瞼の腫れ	顔全体の腫れ	
	口，喉の違和感	口，喉のかゆみ，違和感	飲み込みづらい	喉や胸が強く締めつけられる，声枯れ
消化器症状	腹痛	弱い腹痛（がまんできる）	明らかな腹痛	強い腹痛（がまんできない）
	嘔吐・下痢	嘔気，単回の嘔吐，下痢	複数回の嘔吐，下痢	繰り返す嘔吐，下痢
呼吸器症状	鼻水，鼻づまり，くしゃみ	あり		
	咳	弱く連続しない咳	ときどき連続する咳，咳き込み	強い咳き込み，犬の遠吠え様の咳
	喘鳴，呼吸困難		聴診器で聞こえる弱い喘鳴	明らかな喘鳴，呼吸困難，チアノーゼ
全身症状	血圧低下			あり
	意識状態	やや元気がない	明らかに元気がない，横になりたがる	ぐったり，意識低下〜消失，失禁
対応	抗ヒスタミン薬	○	○	○
	ステロイド	△	△	△
	気管支拡張薬吸入	△	△	△
	エピペン®	×	△	○
	医療機関受診	△	○（応じて救急車）	◎（救急車）

上記は基本原則で最小限の方法のため．状況にあわせて臨機応変に対応する．症状は一例であり，判断に迷う場合は中等症以上の対応を行う．
（厚生労働省：保育所におけるアレルギー対応ガイドライン．2011．(http://www.mhlw.go.jp/bunya/kodomo/pdf/hoiku03.pdf〔閲覧日：2021.5.28〕)より引用改変）

エピペン®トレーナーの使い方

STEP 1 準備

オレンジ色のニードル(針)カバーを下に向けて、エピペン®のまん中を利き手でしっかりと握り、もう片方の手で青色の安全キャップをまっすぐ上に外します。

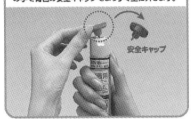

安全キャップ

STEP 2 注射

エピペン®を太ももの前外側に垂直になるようにし、オレンジ色のニードル(針)カバーの先端を「カチッ」と音がするまで強く押し付けます。太ももに押し付けたまま数秒間待ちます。

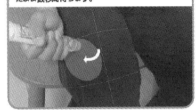

● 注射するところを確認しながら練習してください。
● エピペン®の上下先端のどちらにも親指をかけないように握ってください。
● 太ももの前外側以外には注射しないでください。
● 投与部位が動かないようにしっかり押さえてください。
● 太ももにエピペン®を振りおろして接種しないでください。

環境再生保全機構 ERCA (エルカ)「ぜん息予防のためのよくわかる食物アレルギー対応ガイドブック2014」
(https://www.erca.go.jp/yobou/pamphlet/form/00/pdf/archives_24514.pdf) 21頁より、
エピペン®を座位で注射する場合の画像を加工して掲載 (2019/10/30参照)

STEP 3 確認

注射後、オレンジ色のニードル(針)カバーが伸びたことを確認します。

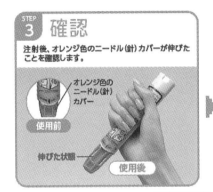

オレンジ色のニードル(針)カバー

使用前

伸びた状態

使用後

STEP 4 片付け

❶ 青色の安全キャップの先端を元の場所に押し込んで戻します。

❷ オレンジ色のニードル(針)カバーの先端を机などの硬い面の上に置きます。オレンジ色のニードル(針)カバーの両側上部を指で押さえながら、トレーナー本体を下に押し付けて収納します。

患者本人以外が投与する場合

● 注射時に投与部位が動くと、注射部位を損傷したり、針が曲がって抜けなくなったりするおそれがあるので、投与部位をしっかり押さえるなど注意してください。

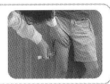

図2 エピペン®の使い方
(マイランEPD合同会社：エピペン®ガイドブック. 2021；12. (https://www.epipen.jp/download/
EPI_gu idebook_j.pdf 〔閲覧日：2021.5.28〕)より)

上側の足を90度に曲げ、姿勢を安定させる

頭を少し反らせて気道を確保

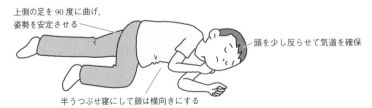

半うつぶせ寝にして顔は横向きにする

図3 回復体位
(日本蘇生協議会：JRC 蘇生ガイドライン2015オンライン版. 2016. (https://www.japanresuscitationcouncil.org/
wp-content/uploads/2016/04/046cde60f41eae569a6aac3edb80584b.pdf 〔閲覧日：2021.5.22〕)を元に作図)

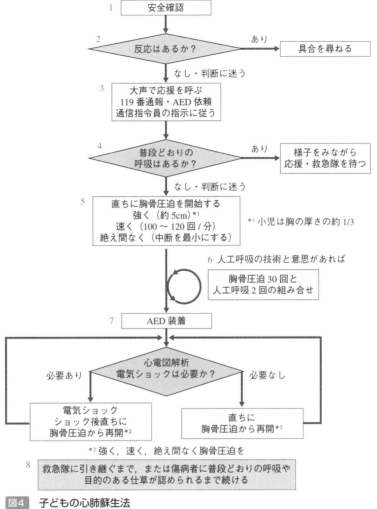

図4　子どもの心肺蘇生法
ALS：二次救命処置，CPR：心肺蘇生
（日本蘇生協議会：JRC 蘇生ガイドライン 2020．2021；20．より）

表2　年齢区分における心肺蘇生

	心肺蘇生	胸骨圧迫				人工呼吸		
対象	実施回数の比率	圧迫位置	圧迫法	圧迫の深さ	テンポ	吹き込み量	吹き込み時間	吹き込み回数
成人	胸骨圧迫 30 回 人工呼吸 2 回	胸骨の下半分 （胸の真ん中）	両手	約 5 cm	100〜120 回/分	胸の上がりが 見える程度の量	約 1 秒	2 回
小児			両手または片手	胸の厚さの 約 1/3				
乳児			2 指					

　心臓や呼吸が止まっている人の命を救うためには，①迅速な通報，②迅速な心肺蘇生，③迅速な電気的除細動を行うことが大切で，この3つを一次救命処置といいます．子どもの場合，②の迅速な心肺蘇生を行うことが最も大切です．

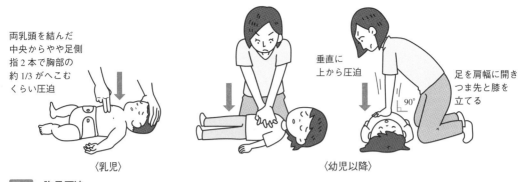

両乳頭を結んだ
中央からやや足側
指2本で胸部の
約1/3がへこむ
くらい圧迫

垂直に
上から圧迫

足を肩幅に開き
つま先と膝を
立てる

90°

〈乳児〉 〈幼児以降〉

図5 胸骨圧迫

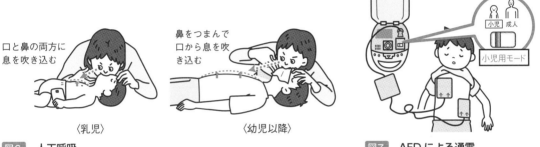

口と鼻の両方に
息を吹き込む

鼻をつまんで
口から息を吹
き込む

小児 成人

小児用モード

〈乳児〉 〈幼児以降〉

図6 人工呼吸

図7 AEDによる通電
乳幼児の場合は小児用モードにするか,小児
用電極パッドに取り替える

2. 心肺蘇生法

　心肺蘇生は,従来は以下の手順をABCの順に行っていましたが,最新の手順では,呼吸がないと
きはCABの順で,まず胸骨圧迫を行います(図4[5],表2).

C：Circulation(胸骨圧迫)

　呼吸をしていないときは,子どもを固い床や板に移して胸骨圧迫を行います.1歳以上であれば,
圧迫する位置は成人と同じく両乳頭を結んだ中央でよいですが,1歳未満ではやや足側にします.乳
児までは指2本または2本の親指で胸部の約1/3がへこむくらいの力で圧迫し,幼児以降は片手ま
たは両手で行います(図5).胸骨圧迫の回数は,成人と同じ1分間に100～120回です.AEDがあ
る場合は,救助者が救護者に触れていないことを確認してから,除細動を行います.

A：Airway(気道確保)

　意識がなくなると舌根沈下(ぜっこんちんか)により気道が閉塞(へいそく)するため,仰向けに寝かせた状態で顎を少し持ち上げ,
前頭部を下方に押し,喉頭(こうとう)から気管までの気道を一直線に開くようにします.口腔内に吐物があると
きには取り出します.

B：Breathing(人工呼吸)

　人工呼吸の研修を受けていて可能なら,気道確保をしながら行います.乳児の場合,口と鼻の両方
に息を吹き込みます.幼児以降の場合,鼻をつまんで口から息を吹き込みます.人工呼吸は,胸が上
がるのを見ながら1回1秒かけて2回続けて行います(図6).幼児の心肺蘇生を1人で行うときは
胸骨圧迫と人工呼吸は30：2で,2人で行うときは15：2で行います.感染の予防のため,救助者

と救護者が直接触れないで息を吹き込むことができるキューマスクを用いるとよいですが，手元にないときは口と口の間にティッシュペーパーを用いてもよいでしょう．

3. 子どもの AED の使用方法

子どもの心肺停止の原因は気道閉鎖によることが多いため，まず胸骨圧迫と人工呼吸による心肺蘇生を優先して行いますが，スポーツ中にボールが心臓部位を強打して心臓震盪（しんぞうしんとう）になって心停止したときなどには，AED（自動体外式除細動器，automated external defibrillator）による除細動（心臓の心室細動の際に機械などで刺激を与え心臓の働きを元に戻すこと）が必要となります．乳幼児の場合は，小児用モードにするか，小児用電極パッドに取り替えます（図7）．このパッドがない場合は，パッド同士が重なり合わないように貼れれば成人用のパッドを使用しても構いません．AED による通電を行った後は，すぐ心肺蘇生を続けます．

📖 文献 ‥‥‥

1）日本小児呼吸器学会，日本小児救急医学会：気道異物事故予防ならびに対応パンフレット．日本小児呼吸器学会，日本小児救急医学会，2013.（http://jspp1969.umin.jp/ind_img/cc03.pdf〔閲覧日：2021.5.22〕
2）厚生労働省：保育所におけるアレルギー対応ガイドライン．2011.（http://www.mhlw.go.jp/bunya/kodomo/pdf/hoiku03.pdf〔閲覧日：2021.5.28〕
3）マイラン EPD 合同会社：エピペン®ガイドブック．2021.（https://www.epipen.jp/download/EPI_guidebook_j.pdf〔閲覧日：2021.5.28〕
4）日本蘇生協議会：JRC 蘇生ガイドライン 2015 オンライン版．2016.（https://www.japanresuscitationcouncil.org/wp-content/uploads/2016/04/046cde60f41eae569a6aac3edb80584b.pdf〔閲覧日：2021.5.22〕）
5）日本蘇生協議会：JRC 蘇生ガイドライン 2020 オンライン版．2021；57.

column 2　子どもの新しい心肺蘇生指針

心肺蘇生法の国際ガイドラインは，国際蘇生連絡協議会（ILCOR）の専門家会議で5年ごとに改定が行われます．

2005 年に行われた大きな改定では，多くの人に救命蘇生をしてもらえるように，子どもと成人とで異なる部分をできるだけ少なくしました．従来，胸骨圧迫と人工呼吸の回数は 15：2 でしたが，成人，小児，乳児（一次救命処置では，1歳から8歳までを「小児」，1歳未満を「乳児」とする）のすべてが 30：2 に統一されました（救助者が1人の場合 30：2，複数の場合は 15：2 の比で行う）．これにより，比率が成人と子どもで異ならないため覚えやすくなったこと，以前より胸骨圧迫回数を増した比率となったことで，1分当たりの胸骨圧迫の実質回数が増して呼吸のための中断時間を減じることができるようになりました．

2010 年の改定では，救急センターへの通報は成人も子どもも直ちに行い，AED は乳児にも使えるようになりました．

2015 年の改定では，呼吸が異常と感じた場合は心肺停止状態とみなして直ちに胸骨圧迫を行うこと，また，テンポは成人も子どもも 100〜120 回/分で，胸を押す深さは胸の厚さの約 1/3 で行うこととなりました．

2020 年の改定では，成人の補助呼吸は6秒に1回，子どもは2〜3秒に1回となりました．

課題 1　症状による看護の方法を考えてみよう

子どもの保健の基本的知識や現場で出合う様々な保育課題を質問形式にしています。講義ページとあわせて学習しましょう.

・熱があるとき
・咳がひどいとき
・吐いたとき
・下痢があるとき
・便秘のとき
・おなかを痛がるとき
・身体をかゆがるとき
・ひきつけたとき

課題 2　子どもに上手に薬を投与する方法を実践してみよう

・シロップ
・粉薬
・坐薬
・貼り薬
・塗り薬
・点眼薬
（嫌がって目をつむったときにどうしたらよいか考えてみよう）

課題 3　心肺蘇生法を実習してみよう

・心肺蘇生法の実習ができる成人，小児，乳児の人形を使って，実際に行ってみよう
・心肺蘇生法を1人で行う場合，2人で行う場合の手順を確認しよう

課題 4　AED の使い方を確認してみよう

※3), 4), 5)の解答(例)は p.149

1) 施設や建物のどこにあるか，確認してみよう
2) 電源の入れ方，パッドの当て方，通電の仕方の手順を確認してみよう
3) 通電時の注意を確認してみよう
4) 除細動後の処置を確認してみよう
5) プールなど，濡れている場所で使用する際に気をつけることを確認してみよう

課題 5　誤嚥時の対応を様々な場合を想定して実習してみよう

※解答(例)は p.149

1) どんなときに誤嚥と判断するか，考えてみよう
2) 誤嚥を発見したときの対応の手順を確認してみよう
3) 成人，妊婦，幼児，乳児において，誤嚥時の処置を実習してみよう
4) どんなときに誤嚥を起こしやすいか，考えてみよう

課題 6　誤飲時の対応を様々な場合を想定して実習してみよう

ヒント

日本中毒情報センターのホームページにおいて中毒情報データベースを公開しています．また実際に事故が発生した場合，一般市民向け相談の電話にて情報提供が受けられます(p.59)．

※解答(例)は p.149 〜 150

1) どんなときに誤飲と判断するか，考えてみよう
2) 誤飲を発見したときの対応の手順を確認してみよう
3) 乳幼児において，誤飲時の処置を実習してみよう
4) どんなときに誤飲を起こしやすいか，考えてみよう

課題 7 外傷時の対応を様々な場合を想定して考えてみよう

※解答(例)は p.150

1）擦り傷
2）切り傷
3）出血
4）口の中の傷
5）鼻血
6）出血が止まらないとき

課題 8 熱傷の処置を実習してみよう

※解答(例)は p.150

1）指先の熱傷
2）衣服に火がついたとき
3）熱風を吸い込んだとき

課題 9 熱中症計を用いて，様々な場所の WBGT を測定し，熱中症の予防と処置を実習してみよう

※解答(例)は p.150

〔予防〕
1）WBGT 21 ～ 25℃
2）WBGT 25 ～ 28℃
3）WBGT 28 ～ 31℃
4）WBGT 31℃以上
〔処置〕
1）熱けいれん
2）熱疲労
3）熱射病

課題 **10** 救急車の呼び方を実習してみよう

> 　２人一組となって，消防センターと救急車を依頼する人とのやりとりをチェックしてみよう
> ・場所をわかりやすく伝えられているか
> ・連絡先を正しく言えているか
> ・子どもの状態を適切に伝えられているか

あわてず，ゆっくり，正確に情報を伝える

①救急であることを伝える

> 119番です。
> 火事ですか？　救急ですか？

> 救急です．

②救急車に来てほしい住所を伝える

> 住所はどこですか？

> （住所），
> （施設名）です．

③「いつ，誰が，どうして，現在どのような状態なのか」をわかる範囲で伝える
　＊アナフィラキシーの場合は，エピペン®の処方やエピペン®の使用の有無を伝える

> どうしましたか？

> （いつ）から，（だれ）が
> （どのように）なり，
> （現在の状態）です．

④通報している人の氏名と連絡先を伝える
　（119番通報後も連絡可能な電話番号を伝える）
　＊向かっている救急隊から，その後の状態確認などのため電話がかかってくることがある
　　・通報時に伝えた連絡先の電話は，常につながるようにしておく
　　・その際，救急隊が到着するまでの応急手当の方法などを必要に応じて聞く

> あなたの名前と連絡先を
> 教えてください．

> （名前），
> （電話番号）です．

●**救急要請（119番通報）のポイント**

課題 11

過去にアナフィラキシーを起こしたことがあり，エピペン®の預かりをしている子どもが，実際にアナフィラキシー症状を起こしたことを想定して5～7人一組で役割を決めて模擬練習をしてみよう

①子ども役　　　　　　　　　④子どもを介助する係
②薬とエピペン®を取りに行き，　⑤記録する係
　エピペン®を打つ係　　　　　⑥他の子どもを保育する係
③救急車を呼ぶ係　　　　　　⑦保護者に連絡する係
・最初に子ども役のみ決めて，症状が出てから役割分担を決めます．
　一人二役となることもあります
・保育者Aは最初の発見者で，子どものそばから離れません
・保育者Bはそれ以外の担当です

〈食事終了からの子どもの症状と保育者の対応〉

経過時間(分)	子どもの症状	保育者Aの対応	保育者Bの対応
0：00	食事終了		
1：00	発疹出現		
2：00	ゼイゼイする		
4：00	顔色が悪くなる		
5：00	嘔吐する		

記録者(　　　　　　　　　　)

・子ども役は実際の症状を想定して演技し，エピペン®を打つとき
　には嫌がって身体を動かしてみよう
・最初に症状が起きてからどれくらいで対応できるか時間を計り，
　記録してみよう
・終了後はグループごとに反省点を発表し合ってみよう

第3章

おさらいテスト

〈解答は p.150〉

問1 子どもの応急処置について,( )に適当な語句を入れなさい.

① 出血が続くときには,傷口より心臓に( )い部分を( )する.止血が難しいときは傷口を圧迫しながら出血部位を心臓より高くし,気持ち悪そうな様子があれば仰向けに寝かせて足の位置を心臓より( )くする.

② 頭部打撲直後に泣いてしばらく後元気になれば,そのまま様子をみる.その後,( )がないか,( )や( )状態の変化に注意する.

③ 火傷を負ったときは,まず( )で冷やすことが大切で,(~)分ほど( )がとれるまで冷やす.衣類を着ているときは,衣服を( )冷やす.受傷した部位が黒くなっていたり,熱風を( )に吸い込んだ可能性があるときには,急いで救急医療機関を受診する.

④ 乳児は手に取ったものを何でも口に入れる習性があり,誤( )の頻度が高い.最も多いものは( )である.

⑤ 経口摂取していたものや嘔吐したものが気道に入ることを誤( )といい,何かを食べているときに突然( )んで,( )が聞こえたときに疑う.その際は,( )を叩いて排出を促す.

⑥ 高温多湿な場所で運動を行うときや,乳幼児では過度の厚着や炎天下の車内に放置されたときに発症する熱性障害を( )という.涼しい場所に連れて行き,( )を含む水分を補給する.

問2 次の記述について,適切なものに○,適切でないものに×をつけなさい.

① ( )心肺蘇生における A, B, C とは心肺蘇生法の原則をいい,その内容は CBA の順で行うのが正しい.

② ( )幼児の心肺蘇生を1人で行うときは,1回人工呼吸し,5回胸骨圧迫を実施する.

③ ( )乳幼児の呼吸が止まっていたら,胸骨圧迫を実施することは控え,マウスツーマウスによる人工呼吸だけで蘇生をはかる.

問3 子どもの心肺蘇生法について,( )に適切な語句を入れなさい.

① A(Airway):気道確保
寝かせた状態で( )挙上し,前頭部を( )に押すと,喉頭から気管までが一直線になる.

② B(Breathing):人工呼吸
呼吸が止まっているときには,( )対( )の人工呼吸を行う.乳児の場合( )と( )の両方に息を吹き込む.幼児以上の場合,( )をつまんで,( )から息を吹き込む.

③ C(Circulation):胸骨圧迫
脈が触れないときには,子どもを固い床や板に移して胸骨圧迫を行う.乳児は( )

本指で胸骨を圧迫する．幼児以降からは（　　　　　）または（　　　　　）で行う．1分間に
（　　～　　）回程度行う．1人で人工呼吸も行う場合は，胸骨圧迫を（　　　　　）回に対
し人工呼吸を2回行う．

問4 次の文の（　　　）に適当な語句を入れなさい．

① 子どもは元気にしていても突然発熱することがしばしばある．高熱時には身体を震わせ
る（　　　　　）を認めることがあるが，おさまったときには 衣服は（　　　　　）にさせ，
（　　　　　）をこまめにとらせることが大切である．
② 子どもは，発熱時や感染症のときにしばしば嘔吐，下痢を認めるが，嘔吐が頻回のとき
には，（　　　　　）になる心配が出てくるので，嘔吐の回数，飲水量，（　　　　　）量を
記録する．
③ 咳で苦しそうなときは，室内をなるべく（　　　　　）し，（　　　　　）をとらせて，寝て
いるときは起こして（　　　　　）を軽く叩いて痰を出しやすくする．
④ 子どもの感染症ではしばしば発疹を伴うことがあり，症状を認めたときには（　　　　　）
し，全身をチェックして，発疹が出ている（　　　　　）と（　　　　　）を記録する．

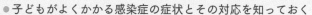

第**4**章

子どもがよくかかる
感染症の対策を知ろう

① 感染症の集団発生の予防

POINT!

● 子どもがよくかかる感染症の症状とその対応を知っておく
● 子どもの感染症の集団発生の予防方法を知っておく
● 予防できる感染症の予防接種について知っておき，指導できるようにする

　乳幼児は免疫機能が発達途上のため感染症にかかりやすく，集団で長時間一緒に生活していて誰かが感染症になった場合，一気に集団全体に広がります．集団として感染症対策を考えることは大切なことです．子どもがよくかかる感染症の**感染経路**や最初の**症状**，**予防方法**を知っておくことが必要です（図1[1]，表1[2]）．

1 子どもがよくかかる感染症の症状と対応

1）予防接種がなく，治療薬もない感染症

①突発性発疹

　乳幼児に好発する感染症で，生まれてはじめての発熱が突発性発疹であることがしばしばあります．ヒトヘルペスウイルス6型，7型が原因です．突然38℃以上の高熱が3日ほど続き，解熱と同時に体幹を中心に鮮紅色の発疹が出るのが特徴です．発熱時は意外と食欲が減らず，発疹が出てから下痢になったり，食欲の減ることがあります．

②手足口病

　主に手，足，口腔，時に臀部に水疱性発疹を認めます．コクサッキーウイルス，エンテロウイルスが原因です．発熱は軽度ですが，口腔内の発疹が痛みを伴うときには食事の内容に気をつけて（熱過ぎる，冷た過ぎるなどの刺激は避ける），痛むところに触れないようにするなど，摂食方法に気を配る必要があります．

③咽頭結膜熱（プール熱）

　発熱，咽頭痛，眼瞼結膜の充血を認めます．アデノウイルスが原因で，潜伏期間は5〜7日で，プールがはじまる頃から流行するためプール熱ともいわれますが，冬季に発症することもあります．時に急性腸炎となることもあります．目やにや唾液だけでなく，便からもウイルスが排泄されます．

④ヘルパンギーナ

　急に高熱が出て，咽頭痛があり，口蓋垂（口の奥に垂れさがっている部分，いわゆる「のどちんこ」）周辺に水疱ができます．コクサッキーウイルスが原因で，夏季に流行します．

⑤乳幼児嘔吐下痢症（感染性胃腸炎）

　主に冬季に流行します．嘔吐や発熱を伴うことが多く，腹痛を訴えることもあり，食欲不振となります．便の色が白色となるときはロタウイルスが原因の白色便嘔吐下痢症（ロタウイルス感染症）で，白色便にならないときはアデノウイルスやノロウイルスが原因のことが多いです．乳児では発熱，嘔吐，下痢が激しく，脱水症になりやすいため，食事内容や水分補給の仕方に注意が必要です．

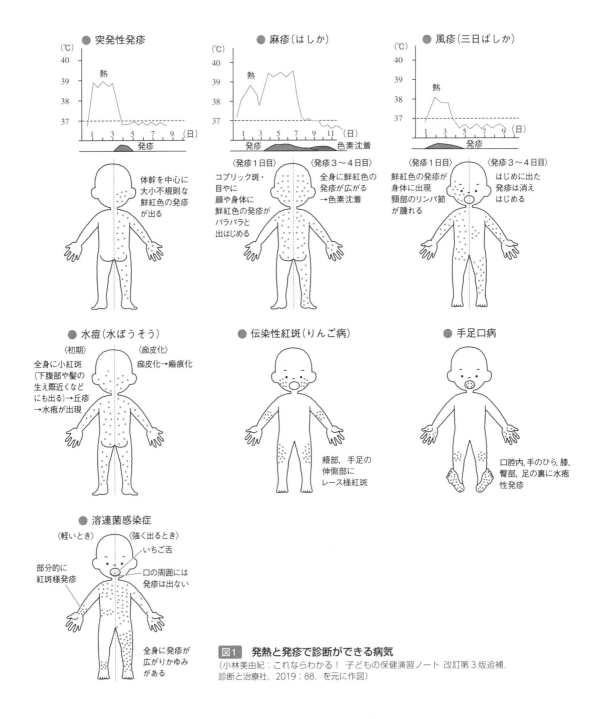

図1　発熱と発疹で診断ができる病気
（小林美由紀：これならわかる！ 子どもの保健演習ノート 改訂第3版追補.
診断と治療社，2019；88. を元に作図）

⑥伝染性紅斑(りんご病)

　両頰，手足の伸側部にレース様の紅斑が出現します．ヒトパルボウイルス B19 が原因で，発熱はないか微熱程度で，発疹が出たときには感染性はありません．

⑦伝染性軟属腫(水いぼ)

　子どもの皮膚に感染する水疱疹です．かき壊して水疱の中の伝染性軟属腫ウイルスが手につくと広がっていきますが，数か月後には自然に治癒します．早期に完全に治癒させるには一つひとつの水疱

表1　発疹の種類

紅斑（こうはん）	盛り上がりのない赤色のもの．色は血管が拡張したため
紫斑（しはん）	盛り上がりのない紫〜赤紫色のもの．色は皮膚内で出血したため
白斑（はくはん）	盛り上がりのない白色のもの．色は色素が脱失したため
丘疹（きゅうしん）	5 mm 程度までの半球状に皮膚から盛り上がったもの（ぶつぶつ）
結節（けっせつ）	丘疹より大きく，皮膚から盛り上がったもの（しこり）
水疱（すいほう）	水様のものを含んで皮膚から盛り上がったもの（水ぶくれ）
膿疱（のうほう）	膿様のものを含んで皮膚から盛り上がったもの（うみ）
びらん	皮膚が薄くはがれたもの（ただれ）．液が染み出て，表面が浸潤している
潰瘍（かいよう）	びらんよりも深く皮膚が傷ついたもの
痂疲（かひ）	膿や皮膚が乾燥して固まったもの（かさぶた）

（厚生労働省：保育所における感染症対策ガイドライン（2018 年改訂版）．2018. (https://www.mhlw.go.jp/file/06-Seisakujouhou-11900000-Koyoukintoujidoukateikyoku/0000201596.pdf〔閲覧日：2021.5.31〕)より引用改変）

を芯からつまんで取ることですが，水疱以外の症状はないため自然治癒までそのままにしても大きな問題はありません．

2）予防接種はあるが，治療薬がない感染症

予防接種をしているかを確認しておく必要がありますが，予防接種の対象でない 0 歳児や，免疫が低下していて予防接種を受けられない子どもなどは，特に注意が必要です．

①麻疹（はしか）

麻疹ウイルスにより起こります．空気感染や，鼻汁や咳による飛沫感染，接触感染で感染し，極めて強い感染力をもちます．感染してから発症するまでの潜伏期間は 10〜12 日で，発熱，目やになどのカタル症状（粘膜の炎症症状で，風邪とよく似ている）からはじまり，咳が 2〜3 日続きます．頬粘膜に白い斑点であるコプリック斑が出て，再発熱してから全身に発疹が広がります．3〜4 日後，発疹は色素沈着を残して回復しますが，肺炎になると重症化することがあります．予防接種の普及で日本では海外より持ち込まれることがほとんどのため，発症したときは保健所に届け出ます．

②風疹（三日ばしか）

風疹ウイルスにより起こります．潜伏期間は 14〜21 日（平均 16〜18 日）で，発熱と発疹が同時に出現し，頸部リンパ節腫脹を伴います．麻疹より症状は軽く，数日で改善し，発疹は色素沈着を残しません．妊娠初期に罹患すると，胎児が心疾患や白内障，聴力障害を合併する先天性風疹症候群になる可能性があります．2005 年 4 月より麻疹と混合の MR ワクチンが男女共定期接種となりましたが，予防接種を受けなかった人からの感染がときどき認められています．発症したときは保健所に届け出ます．

③流行性耳下腺炎（おたふくかぜ・ムンプス）

潜伏期間は 2〜3 週間（平均 18 日前後）で，耳下腺，顎下腺，舌下腺が腫れ，痛みを伴います．片方のみが腫れたり，片方ずつ交互に腫れたりすることもあります．子どもでは微熱のことが多いですが，頭痛が強く，嘔吐があるときは髄膜炎や膵炎を合併していることもあります．また，難聴の後遺症が残ることや，成人では精巣炎（睾丸炎）の合併が問題となります．予防接種はありますが，現段階では任意接種のため，まだ感染することが多いです．

④新型コロナウイルス感染症 (COVID-19)

2019 年中国湖北省武漢市から発生した肺炎の原因とされ，感染経路は飛沫感染が主で接触感染も

あります．潜伏期間は1〜14日間で，無症状感染が8割と多く，主な症状は，発熱，呼吸器症状，頭痛，倦怠感で消化器症状や味覚・嗅覚障害があることもあります．子どもは，感染しづらく，軽症のことが多いとされていますが，変異株も出現しており，予防接種が普及するまで感染防止のための咳エチケット，手洗いなどを続ける必要があります．

3）治療薬があるが，流行する可能性のある感染症

①インフルエンザ

冬季に流行し，通常は突然の高熱，関節痛，頭痛で発症します．潜伏期間は1〜3日で，合併症として，肺炎の他に，子どもでは急性脳症が問題となります．急性脳症は発症して2日以内に起こることが多いため，診断されてからも嘔吐がひどいときや意識状態がおかしいときには，救急医療機関を受診します．外来で迅速検査ができるため診断が容易となりましたが，発症してからある程度の時間が経たないと診断できないこともあります．流行するのはA型かB型ですが，それぞれタイプがいくつかあり，毎年流行するタイプが変化するため，その年に流行する型を予測してつくられる予防接種用のワクチンには効果がないこともあります．インフルエンザの治療薬を用いると早期に症状が軽くなることが多いですが，ウイルスはしばらく排出されるため，**出席停止期間(p.82，図1)**をしっかり守ることが大切です．

②水痘（水ぼうそう）

水痘ウイルスによって起こります．空気感染，飛沫感染，接触感染があり，強い感染力をもちます．潜伏期間は2週間程度(10〜21日)で，発熱と同時に発疹が出現し，水疱となります．水疱は次第に乾燥して痂皮(かさぶた)化しますが，同時期にいろいろな段階の発疹が認められるのが特徴です．飲み薬がありますが，発症早期に開始しないと効果はあまりありません．予防接種は2015年より2回定期接種になりましたが，予防接種をしていない場合，感染に注意する必要があります．

③単純ヘルペス感染症

口腔に感染すると，口唇ヘルペス，歯肉口内炎になり食べるときに痛がります．子どもでは発熱して全身感染になることもあり，アトピー性皮膚炎のある子どもでは水疱が全身に広がりやすく，カポジ水痘様発疹といわれます．水痘と同じ治療薬を用います．

④伝染性膿痂疹（とびひ）

子どもでは，黄色ブドウ球菌などが皮膚に感染して広がる伝染性膿痂疹(とびひ)がしばしばみられます．アトピー性皮膚炎や虫刺されがあるときに皮膚をかいて広がったりします．塗り薬だけでなく，抗菌薬を服用することも多いです．

⑤溶連菌感染症

溶連菌のA群は幼児から学童によくみられ，発熱，発疹，咽頭痛の他にいちご舌が特徴的です．潜伏期間は2〜5日で，全身感染となったものは猩紅熱といいますが，子どもでは咽頭痛以外の症状がはっきりしないことがあります．感染後，腎炎やリウマチ熱になることがあり，感染がわかったときには通常より長く抗菌薬を飲みます．喉の分泌物を綿棒でとる迅速検査で診断ができます．

⑥百日咳

連続した咳と，吸気時に笛声となるレプリーゼという症状があります．潜伏期間は7〜10日で，ジフテリア，破傷風，ポリオと混合の四種混合(DPT-IPV)ワクチンで予防できますが，予防接種をしていない乳児では肺炎になることもあります．百日咳菌に有効な抗菌薬を5日以上服用します．

⑦マイコプラズマ感染症

発熱，咳が続き，肺炎や中耳炎，胸膜炎を起こすことがあります．有効な抗菌薬を服用しないと発熱が続いて，元気がなくなります．

表2　主な感染経路と主な疾患

感染経路	疾患
空気感染	麻疹(はしか)，水痘(水ぼうそう)，結核
飛沫感染	インフルエンザ，流行性耳下腺炎(おたふくかぜ)，麻疹(はしか)，水痘(水ぼうそう)，風疹(三日ばしか)，手足口病，咽頭結膜熱(プール熱)，マイコプラズマ感染症，百日咳，溶連菌感染症，肺炎球菌，ヘルパンギーナ，RS ウイルス感染症，新型コロナウイルス感染症
接触感染	麻疹(はしか)，水痘(水ぼうそう)，風疹(三日ばしか)，流行性耳下腺炎(おたふくかぜ)，咽頭結膜熱(プール熱)，インフルエンザ，手足口病，RS ウイルス感染症，伝染性膿痂疹(とびひ)，流行性結膜炎，伝染性軟属腫(水いぼ)，新型コロナウイルス感染症
経口感染	ウイルス性胃腸炎(ノロ・ロタ・アデノウイルスなど)，細菌性胃腸炎(キャンピロバクタ，サルモネラ，大腸菌)，手足口病，ヘルパンギーナ
媒介物感染 (媒介生物感染)	日本脳炎，デング熱，ジカウイルス，狂犬病，トキソプラズマ症，オウム病，猫ひっかき病
血液感染	B 型肝炎，C 型肝炎，後天性免疫不全症(エイズ)

疾患により，複数の感染経路をもつものがある

⑧蟯虫

成虫はヒトの腸管に寄生し，夜間肛門に産卵します．かゆみがあり，夜間の不眠の原因となります．発見されたときには，駆虫剤を家族全員で飲みます．

⑨頭じらみ

集団で同じシーツで寝たり，同じタオルを使ったりすると感染することがあります．卵だけのときはフケと区別が難しいことがありますが，成虫になるとかゆみが出てくることがあります．人体用殺虫剤フェノトリン 0.4 % 粉剤(スミスリン®パウダー)で駆虫しますが，家族全員で駆虫する，髪を短くする，シーツ，タオルの洗濯をするなども大切です．

2　感染症の流行予防のための対策

1)感染症とその三大要因

感染症の発生には，病原体を排出する「感染源」，病原体が人・動物などに伝播する「感染経路」，病原体に対する「感受性」が存在する人・動物などの宿主，という 3 つの要因から成り立ちます．感染症の流行予防には，この 3 つの要因の連鎖を断つ対策を行います．

2)感染源の排除

①感染の可能性のある子どもがいたときには保護者に連絡して帰宅を促し，お迎えまでの時間は他の子どもたちから離し，医務室などで保育します．また，感染児には出席停止期間を守らせて，症状が軽減するまで登園・登所を控えてもらいます．

②感染の可能性のある吐物や排泄物などには子どもたちを近づけず，適切な方法で処理，消毒を行います(p.26，図 3)．処理した後はよく手洗いします．

③感染症の流行期には，職員，保護者に予防についての情報発信を行い，疑いのある症状があったときには早めに医療機関を受診してもらいます．

3)感染経路の遮断

病原体の主な感染経路は，空気感染，飛沫感染，接触感染，経口感染であり，その予防策として正しい咳エチケット，手洗い，排泄物の処理を行います．集団生活では定期的に室内の換気を行い，子

表3 予防接種の分類

分類	接種するワクチン
注射生ワクチン	麻疹風疹混合(MR)，麻疹，風疹，BCG，水痘 〈定期接種：公費〉 おたふくかぜ 〈任意接種：自費〉
経口生ワクチン	ロタウイルス 〈定期接種：公費〉
不活化ワクチン	四種混合(DPT-IPV)，二種混合(DT)，日本脳炎 〈定期接種：公費〉 ヒブ，小児用肺炎球菌，HPV，B型肝炎，インフルエンザ(高齢者)，肺炎球菌(13価：2か月以上5歳未満，23価：高齢者) 〈定期接種：公費〉 インフルエンザ(季節性)，A型肝炎，肺炎球菌(13価：5歳以上，23価：2歳以上) 〈任意接種：自費〉

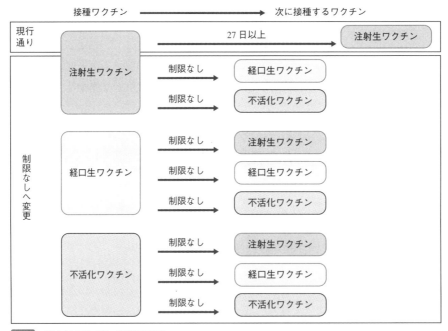

図2 異なるワクチンの接種間隔

どもが触る遊具やおもちゃの消毒，室内清掃をし，湿度が下がる冬季は加湿を行います．

　これら4つの主な感染経路の他に，**媒介物感染，血液感染**があります．小動物が介在する媒介物感染の場合，蚊の駆除など，行政との協力が必要です．また血液感染は，輸血や粘膜に血液が触れると感染するので，怪我や湿疹があるときには素手で血液に触れないようにして防ぎます．

　子どもがよくかかる感染症にはこのように複数の感染経路(表2)があり，それぞれ予防対策を講じ

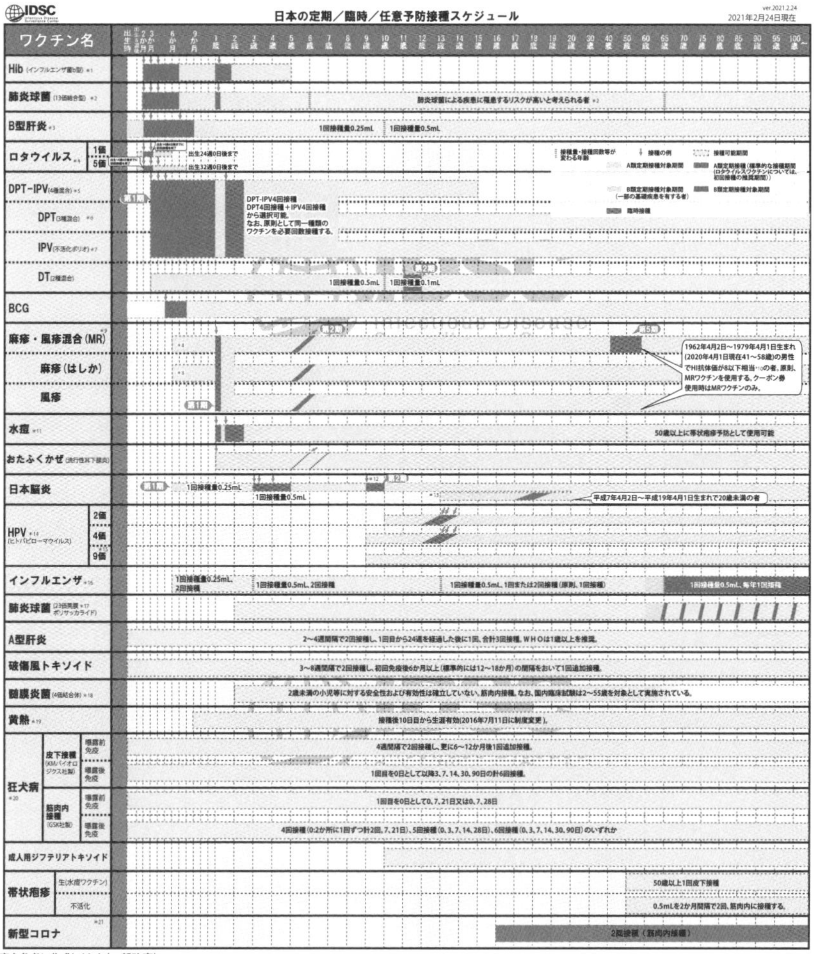

日本の定期／臨時／任意予防接種スケジュール

ver.2021.2.24
2021年2月24日現在

ワクチン名

- Hib（インフルエンザ菌b型）*1
- 肺炎球菌（13価結合型）*2
- B型肝炎*3 ／ 1回接種量0.25mL ／ 1回接種量0.5mL
- ロタウイルス*4 ／ 1価 5価
- DPT-IPV（4種混合）*5
- DPT（3種混合）*6
- IPV（不活化ポリオ）
- DT（2種混合）
- BCG
- 麻疹・風疹混合（MR）
- 麻疹（はしか）
- 風疹
- 水痘*11
- おたふくかぜ（流行性耳下腺炎）
- 日本脳炎
- HPV（ヒトパピローマウイルス）*14 ／ 2価 4価 9価
- インフルエンザ*15
- 肺炎球菌（23価莢膜ポリサッカライド）*17
- A型肝炎
- 破傷風トキソイド
- 髄膜炎菌（4価結合型）*18
- 黄熱*19
- 狂犬病*20 ／ 皮下接種免疫 ／ 筋肉内接種免疫
- 成人用ジフテリアトキソイド
- 帯状疱疹 ／ 生（水痘ワクチン） ／ 不活化
- 新型コロナ*21

※接種期間は添付文書の内容を参考に作成しました（一部改変）.

図3　予防接種スケジュール（2021年2月）

（国立感染症研究所：日本の定期/臨時/任意予防接種スケジュール（全年齢）. 2021. (https://www.niid.go.jp/niid/images/vaccine/schedule/2021/JP20210224_01.pdf〔閲覧日：2021.5.31〕)より）

ることが必要です.

4）感染に対する免疫力

普段から規則正しい生活習慣を身につけ，抵抗力のある健康な体づくりをすることが重要です．また，予防接種を受けることで，病気に対する免疫をつけることができます．

5）予防接種

予防接種とは，弱毒化した病原体でつくられた生ワクチンや感染性をなくした不活化ワクチン，病原体のたんぱくをつくる遺伝情報から作成する mRNA ワクチンなどを接種するもので，病気に対し免疫をつけるために行います.

予防接種法では，予防接種の意義を理解して積極的に受けるよう努力を義務づける定期接種と，個人の任意の意思で受ける任意接種に分けられます．定期接種は定められた期間内に受けると公費負担となり，任意接種は有料となります．予防接種は，以前は集団を対象に行っていた集団接種でしたが，現在はほとんどが個人の状態にあわせて行う個別接種になっています.

定期接種には BCG（結核），ポリオ，百日咳，ジフテリア，破傷風，麻疹，風疹，日本脳炎，ヒブ（インフルエンザ菌 b 型），HPV（ヒトパピローマウイルス），肺炎球菌，水痘，B 型肝炎，ロタウイルスがあり，任意接種にはインフルエンザ，おたふくかぜ（流行性耳下腺炎・ムンプス），A 型肝炎などがあります．生ワクチンは BCG，MR（麻疹・風疹），おたふくかぜ（流行性耳下腺炎・ムンプス），水痘，ロタウイルスで，それ以外は不活化ワクチンです．ポリオ（IPV）は 2012 年 11 月より不活化ワクチンとなり，三種混合 DPT（ジフテリア・百日咳・破傷風）ワクチンと一緒になって四種混合ワクチン（DPT-IPV）となっています．予防接種は，注射生ワクチン接種後に注射生ワクチンを接種する場合は 27 日以上，その他は間隔の制限はありません（表 3, 図 2）．接種の仕方は，BCG は管針法，HPV は筋肉注射，ロタウイルスは経口法で，それ以外は皮下注射となっています．MR，おたふくかぜ（流行性耳下腺炎・ムンプス），水痘は 1 歳以上で接種します．以前は 1 回接種でしたが，2005 年より MR が，2015 年より水痘が定期接種で 2 回接種となり，おたふくかぜ（流行性耳下腺炎・ムンプス）も 2 回接種が推奨されています．B 型肝炎は 2016 年より，ロタウイルスは 2020 年 10 月より定期接種となりました．接種しなければならない予防接種が増えたため，同じ受診で別々の箇所に接種する同時接種も行われるようになりました．予防接種スケジュールは，図 3[3] などを参考にしながら医療機関で立ててもらいます.

それぞれ実際にかかったときには抗体ができているため予防接種の必要はなくなりますが，かかったかどうかわからないときには，血液検査で抗体価を測定することもできます．予防接種歴は母子健康手帳に記載されていますので，あらかじめ確認しておくことも大切です．また，子どもと接する保育者は，抗体がない感染症については，子どもから感染する可能性があります.

📖 文献 ···

1）小林美由紀：これならわかる！子どもの保健演習ノート 改訂第 3 版追補. 診断と治療社，2019；88.
2）厚生労働省：保育所における感染症対策ガイドライン（2018 年改訂版）. 2018.（https://www.mhlw.go.jp/file/06-Seisakujouhou-11900000-Koyoukintoujidoukateikyoku/0000201596.pdf〔閲覧日：2021.5.31〕）
3）国立感染研究所：日本の定期／臨時／任意予防接種スケジュール（全年齢）. 2021.（https://www.niid.go.jp/niid/images/vaccine/schedule/2021/JP20210224_01.pdf〔閲覧日：2021.5.31〕）

② 感染症発生時と罹患後の対応

POINT!

● 子どもがよくかかる感染症の出席停止期間の基準を知っておく
● 子どもの感染症罹患後の対応を知っておく
● 感染症発生時と予防のための保護者や関係機関などの連携を知っておく

1 出席停止期間の基準

　感染症にかかった後に登園・登所できる時期の目安は、園・所内での感染症の流行につながらないことと、子どもの健康状態が集団生活のできる状態に回復していることです。出席停止期間の基準が定められていますので、登園・登所までの日数の数え方を知っておきましょう。

　学校において予防すべき感染症が、「学校保健安全法施行規則」[1]に第1種から第3種に分けられています。子どもに多い飛沫感染で感染する感染症は第2種にあげられ、インフルエンザ、百日咳、麻疹、流行性耳下腺炎(おたふくかぜ)、風疹、水痘、咽頭結膜熱、結核、髄膜炎菌性髄膜炎があり、出席停止期間の基準があります。保育所や幼稚園でもこの規則を準用します。

　学校や幼稚園、保育所では、医療機関で感染のおそれがないことを証明する登園(校)許可書や治癒証明書を提出してもらうこともあります。この書類を提出しない場合も、出席停止期間を終えているか保護者と確認しましょう。具体的な基準は以下のとおりです。

・インフルエンザ：発症した後5日を経過し、かつ解熱後2日、幼児は3日を経過するまで
・百日咳：特有の咳が消失するか、5日間の適正な抗菌薬治療が終了するまで
・麻疹(はしか)：解熱後3日を経過するまで
・流行性耳下腺炎(おたふくかぜ)：耳下腺、顎下腺、舌下腺の腫脹が発現した後5日を経過し、かつ全身状態が良好になるまで
・風疹(三日ばしか)：発疹が消失するまで
・水痘(水ぼうそう)：すべての発疹が痂皮化するまで
・咽頭結膜熱(プール熱)：主要症状消退後2日を経過するまで
・結核：医師により感染のおそれがないと認められるまで
・髄膜炎菌性髄膜炎：医師により感染のおそれがないと認められるまで

　出席停止期間の数え方は、発熱などの症状がみられた日は数えず、その翌日を第1日とします。また、症状が治まった日(解熱日)は数えず、その翌日から登園・登所が可能となります(図1)。

2 感染症罹患後の対応

感染症で休んで再登園・登所した子どもはまだ体調が回復しきっていないことがあるため、食欲な

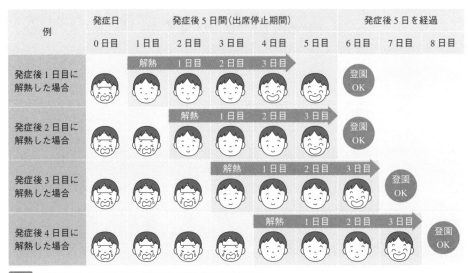

例	発症日	発症後5日間(出席停止期間)					発症後5日を経過		
	0日目	1日目	2日目	3日目	4日目	5日目	6日目	7日目	8日目
発症後1日目に解熱した場合		解熱	1日目	2日目	3日目		登園OK		
発症後2日目に解熱した場合			解熱	1日目	2日目	3日目	登園OK		
発症後3日目に解熱した場合				解熱	1日目	2日目	3日目	登園OK	
発症後4日目に解熱した場合					解熱	1日目	2日目	3日目	登園OK

図1 乳幼児のインフルエンザの出席停止期間の数え方

どの健康状態をよく観察します．子どもの状態によっては，保護者に早めのお迎えをお願いすることも検討します．回復期は新たな感染症にもかかりやすいため，また別の感染症が流行しているときには特に気をつけます．

　乳児では，離乳食をどの程度進めてよいかも確認します．場合によっては，離乳食を少し前の段階に戻すほうがよいこともあります．また，きょうだいのいる家庭では家族内で感染して何日か経ってから発症することもあるため，家族の感染症の情報も共有するようにします．

　何人かが同じ感染症を発症したときには，クラスの伝言板で情報を共有して保護者にも伝達し，体調が悪いときには医療機関への早めの受診を促します．

　学校感染症にかかったときには，母子健康手帳や健康カード(予防接種履歴や既往歴を書いてあるもの)に記録を残すようにします．

3 保護者および他職種・自治体との連携

　感染症の予防には，保護者および職員，他職種，自治体との連携が不可欠です．日頃から感染症の情報共有を心がけて対応しましょう．

1)保護者との連携

　子どもの健康状態は，日々登園・登所時や連絡帳を通じて連絡してもらいますが，感染症が疑われて医療機関を受診したときには，その結果を知らせてもらいます．入園・入所説明会や保護者会，保健だよりなどで，機会のあるたびに感染症予防の情報提供を積極的に行い，体調不良時の対応の仕方，園・所内で流行している感染症などについて保護者に連絡し，理解を深めます．子どもの感染症の発症には，家族内での発症がきっかけとなっている場合もあります．家族や地域の情報を提供してもらうようにします．

2)職員との連携

　日々の子どもの健康状態の把握や，感染症が発症したときの情報を共有できるようにします．また，吐物や下痢などの排泄物の処理，手洗い，咳エチケット，環境衛生について研修を行い，感染が広が

らないような方法を身につけるようにします.

　職員が感染症を持ち込まないよう日々の健康管理に努め，感染症を発症したときには看護師などと相談して対応します．職員の感染症の罹患歴（りかんれき）と予防接種状況を把握し，必要なワクチンの接種をすすめます.

3）嘱託医（しょくたくい）・自治体・関係機関との連携

　嘱託医に日頃から園・所内の感染症の発生や園・所児の健康状態などの情報を提供し，対応の助言を求めます．感染症が広がってきたときには保健所に連絡し，対応についての指導を受けます．自治体や関係機関と地域で流行している感染症情報を共有します.

文献

1）学校保健安全法施行規則（文部省令第十八号）.（https://www.mhlw.go.jp/stf/shingi/2r9852000002 mcip-att/2r9852000002 mdgz. pdf〔閲覧日：2021.5.27〕）

話し合ってみよう！

- 今まで，自分がかかったことのある感染症やどの予防接種を受けているかを確認し，もし感染したときには，どうしたらよいか考えてみましょう

- 感染症の予防のために，保護者に伝えておくことを考えてみましょう

- 感染症の予防において，感染症を発症した子どもと接触するときや，感染していない子どもに対応するときではどんなことが大切か，考えてみましょう

　子どもの保健の基本的知識や現場で出合う様々な保育課題を質問形式にしています．講義ページとあわせて学習しましょう．
※解答（例）は p.151

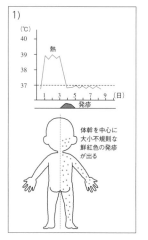

1)

体幹を中心に大小不規則な鮮紅色の発疹が出る

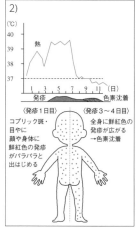

2)

〈発疹1日目〉
コプリック斑・目やに顔や身体に鮮紅色の発疹がパラパラと出はじめる

〈発疹3〜4日目〉
全身に鮮紅色の発疹が広がる
→色素沈着

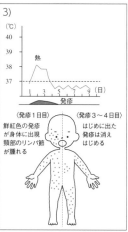

3)

〈発疹1日目〉
鮮紅色の発疹が身体に出現頸部のリンパ節が腫れる

〈発疹3〜4日目〉
はじめに出た発疹は消えはじめる

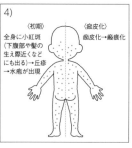

4)

〈初期〉
全身に小紅斑（下腹部や髪の生え際近くなどにも出る）→丘疹→水疱が出現

〈痂皮化〉
痂皮化→瘢痕化

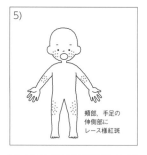

5)

頬部，手足の伸側部にレース様紅斑

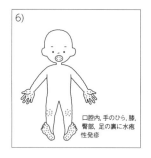

6)

口腔内，手のひら，膝，臀部，足の裏に水疱性発疹

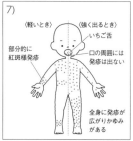

7)

〈軽いとき〉
部分的に紅斑様発疹

〈強く出るとき〉
いちご舌
口の周囲には発疹は出ない
全身に発疹が広がりかゆみがある

課題 2　学校保健安全法施行規則による出席停止期間を確認しよう

・麻疹（はしか）
・インフルエンザ
・風疹（三日ばしか）
・水痘（水ぼうそう）
・流行性耳下腺炎（おたふくかぜ）
・百日咳
・咽頭結膜熱（プール熱）

課題 3　予防接種のスケジュールを確認しよう

・1歳前に接種しておきたい予防接種
・1歳になったら接種しておきたい予防接種

課題 4　感染予防の方法を実習してみよう

・子どもが覚えやすい手洗いの方法
・吐物の片づけ方

おねがい のポーズ	かめ のポーズ	おやま のポーズ	おおかみ のポーズ	バイク のポーズ	つかまえたー のポーズ
てのひらをあわせてスリスリ.まずは, いちばんひろいところからしっかりとね.	おやこガメのようにりょうてをかさねてスリスリ.わすれがちなてのこうを,きちんとね.	ゆびをくんで, さんかくのおやまをつくってゴシゴシ.あらいにくいゆびのあいだも, きちんとね.	おおかみのように,つめをたててゴシゴシ.なかにかくれたばいきんを, おいだそうね.	ばいくのうんてんみたいに, おやゆびをつけねからグリグリ.おくちにはいりやすいゆびだからね.	てくびをにぎってグリグリ.つくえにあたるてくびは, いがいによごれているね.

●きちんと あらって ばいきん さようなら
（花王：手あらいのうた「ポスター」.(https://www.kao.co.jp/content/dam/sites/kao/www-kao-co-jp/bioreu/family/hand/song/download/bioreu.pdf〔閲覧日：2021.6.28〕)を元に作図）

おさらいテスト

〈解答は p.151〉

問1　次の文の(　　　)に適当な語句を入れなさい.

① 予防接種には，弱毒化したウイルスや細菌から作成した(　　　　)と，ウイルスや細菌を殺したものから作成した(　　　　)と，ウイルスや細菌のたんぱくをつくる遺伝情報から作成する(　　　　)がある.

② 予防接種を行える間隔は，注射生ワクチンの接種後に注射生ワクチンを接種するときは(　　　　)日以上で，それ以外のワクチン接種後の間隔に制限は(　　　　).

③ 四種混合(DPT-IPV)ワクチンとは,(　　　　),(　　　　),(　　　　),(　　　　)の予防接種で，MR ワクチンとは,(　　　　),(　　　　)の予防接種である.

問2　次の疾患の正式名称を記入しなさい.

① はしか　　　　(　　　　　　　　　)　　⑤ りんご病　　(　　　　　　　　　)
② 水ぼうそう　　(　　　　　　　　　)　　⑥ プール熱　　(　　　　　　　　　)
③ おたふくかぜ　(　　　　　　　　　)　　⑦ とびひ　　　(　　　　　　　　　)
④ 三日ばしか　　(　　　　　　　　　)　　⑧ 水いぼ　　　(　　　　　　　　　)

問3　次のような症状を呈する疾患名を答えなさい.

① 乳幼児に好発し，突然の発熱で発症，解熱すると同時に発疹が現れる.

② 夏季に手のひら，足の裏，口腔内などに水疱性発疹がみられ，食事どきに痛がる.

③ 発熱，咳が2～3日続き，頬粘膜にコプリック斑が認められてから，全身に発疹が出て，色素沈着を残して治る.

④ 軽い熱とともに発疹が現れ，最初は小紅斑で，やがて丘疹となり，水疱ができる. いろいろな状態の発疹が同時にみられる.

⑤ 発熱と同時に顔，耳に発疹が現れ，体幹，四肢に広がる. 頸部のリンパ節が腫れ，妊娠早期に感染すると胎児に異常が現れる可能性がある.

⑥ 両頬に赤い発疹がみられ，手足にレース様の紅斑が出る.

⑦ 夏季に高熱と口蓋垂近くの水疱を認める.

⑧ 37℃台の発熱があり，喉の痛みを訴える. 手足，顔に不定形の発疹が出て，舌のぶつぶつが目立ちいちごのようになっている.

⑨ 急に 39℃の発熱があり，目が赤くなり，目やにが出て，喉の痛みを訴える.

⑩ 咳が出ると止まらなくなり，顔を真っ赤にして息を吸うときに笛を吹くような音がする.

問4　出席停止期間の基準について，適切なものに○，適切でないものに×をつけなさい.

① (　　　)麻疹：すべての発疹が消失するまで

② (　　　)百日咳：特有の咳が消失するまで，または5日間の適正な抗菌薬治療が終了するまで

③ (　　　)咽頭結膜熱：主要症状消退後 2 日を経過するまで

④ (　　　)水痘：すべての発疹が消失するまで

⑤ (　　　)風疹：発疹が消失後 2 日を経過するまで

⑥ (　　　)インフルエンザ：解熱後 3 日を経過するまで

⑦ (　　　)「解熱した後 3 日を経過するまで」とは，解熱した日を入れて 4 日間である．

問5 次の記述について，適切なものに〇，適切でないものに×をつけなさい．

① (　　　)MR ワクチンを受けた後，水痘ワクチンの接種を 1 週間後に行える．

② (　　　)インフルエンザのワクチン接種後，いつでも MR ワクチンを受けてよい．

③ (　　　)BCG ワクチン接種とロタウイルスワクチン接種の間隔を 2 週間とした．

④ (　　　)同時接種とは，異なるワクチンを混合して接種することである．

⑤ (　　　)四種混合(DPT-IPV)ワクチンの第 I 期 1 回目の接種から 1 週間後に BCG のワクチンを接種し，さらに 4 週間後に四種混合(DPT-IPV)ワクチンの 2 回目の接種をした．

問6 次のような症状を呈する疾患について，疑われる疾患名を答えなさい．

① 9 か月男児：昼頃に 39℃の発熱があり，離乳食を嘔吐し，ミルクのみにして様子をみていたが，ミルクも嘔吐するようになった．夜からは，白っぽい水様便がはじまった．

② 1 歳男児：虫に刺されたところをかいているうちに，黄色い分泌物が出るようになり，身体全体に広がってきた．

_____

_____

_____

_____

_____

_____

_____

_____

_____

_____

① 保育における保健的対応の 基本的な考え方

- 保育活動における保健的な視点を知っておく
- 日常生活における保健的対応を知っておく
- 外出時や保育行事のときの保健的対応を知っておく

1 保育活動における保健的な視点

　日常の保育活動では，**発育，発達，体調**に応じた保健的対応が必要となります．同じ年齢でも早生まれ，遅生まれでは成長が異なり，個人差もあるため，保育している子どもが何歳何か月であるかを把握したうえで，発育，発達が標準範囲であることを定期的に確認します．標準より遅れている場合は，看護師や嘱託医に相談して，必要があれば対応を考えます．

　また，活動内容を考えるときには，**運動発達や精神発達**に応じた内容にし，子どもたちの体調の変化がみられるときには，活動内容を変更します．さらに，個別的な配慮を要する子どもについては，より丁寧な保健的対応を行います．

　3歳以下の保育では，着替えや排泄の援助，睡眠などの生活リズム，食事の介助などで，より発育，発達，体調に応じた対応が必要となります．保育中の事故の予防も年齢によって対応が異なるため，異年齢保育のときには特に注意が必要です．保育における保健的対応は，どの活動にも欠かせない視点となります．

2 食事における保健的対応

　発育が標準範囲であるかの評価によって，哺乳量が適切であるか，食事量が適切であるかを判断します．**離乳食**がはじまると，**食べ方，咀嚼力，嚥下力，消化力**に合わせた進め方を考える必要があります．はじめての子育てでは離乳食の進め方がうまく行かず悩む保護者も多く，適切な助言が必要です．離乳食をなかなか食べてくれない，栄養が足りているか，食事のマナーを身につけさせるにはどうしたらいいか，母乳や哺乳瓶をいつ頃やめたらいいか，感染症などで体調が悪いときにはどのようにしたらいいかなど，様々な悩みに対しては，個別に面談したり，実際の離乳食のメニューを紹介したり，保育者の子どもへの食べさせ方をみてもらったりなど，**具体的な方法**を提示します．近年は，食物アレルギーがある子どもも増加しており，保護者との協力はもちろん，保育者，調理員，栄養士，看護師などの連携も欠かせません．**除去食**を提供するだけでなく，**代替食**をどうしていくか，体調が変化したときの対応をどうするかなど，そのときどきの対応について考える必要があります．

3 排泄における保健的対応

　排泄は，発達に合わせて変化するとともに，体調の良し悪しを示すものにもなります．

1）排便

　排便は，哺乳のみのときには**軟便**で回数が多いことが通常ですが，離乳食になると変化していきます．離乳食の消化が十分でなく，食べたものがそのまま出てきたときには，離乳食の調理の仕方を工夫します．**白色便**で気がつかれる先天性胆道閉鎖症のように，便の色や性状で診断される病気もあるため，気になる便が出たときにはオムツごと保護者に渡し，医療機関へ持参するように助言しましょう．**下痢便**のときは，急性腸炎などの感染症にかかっていることがあります．排泄物から感染するため，他の子どもたちや保育者に感染を広げないような処理をすることが必要となります．**便秘**のときは腹痛を起こすこともあるため，家庭と連携して排便の回数や子どもの体調についての情報を共有します．

2）排尿

　排尿は，体調の変化をみるためには色などの**性状**の他に，**回数**や**量**も大切な情報です．脱水症にならないか気になるときには，回数を記録しましょう．昼間に半日以上排尿がない場合は脱水症になっている可能性があり，医療機関の受診が必要な場合もあります．

　トイレでの排泄を練習するトイレットトレーニングは，子どもの発達に応じて行います．その際，同時に排泄時のマナーも身につけていきます．

4　睡眠時における保健的対応

　乳幼児の**睡眠時間**や**睡眠の状態**も，成長とともに変化していきます．寝る時間，食べる時間は生活リズムを整える基本となるため，毎日なるべく同じ時間に行うようにしていきます．睡眠時における事故や体調の変化に対応するため，保育者は寝ている子どものそばを離れないことが必要です．体調が悪いときには，食欲や排泄だけでなく，睡眠の状態も変化します．

　家庭での睡眠時間も保育活動に影響するため，家庭との連携も大切です．感覚過敏のある子どもでは，寝る場所の環境変化で寝つけないこともあります．また，寝かせ方についてもその子ども特有の方法があるか，確認をしておきます．

5　外出時における保健的対応

　保育においては，**散歩**は大切な活動の一つです．外出時は，天候の変化や交通事故予防など普段とは異なる注意が必要になります．子どもの発達の特性を理解して，事故がないような準備をします．夏場は熱中症への配慮が必要であり，散歩の時間帯や場所も考慮します．雨が降ることを想定した服装に配慮し，外出の後の保育活動に合わせた計画を立てます．

　また，危険箇所がないか，事前に下見をしておくことや，事故や災害時の連絡体制も確認しておく必要があります．

6　保育行事における保健的対応

　様々な保育行事は，季節の変化を楽しむだけでなく，その経験によって子どもたちが心身ともに大きく成長する機会でもあります．**発表会**や**運動会**は保護者と一緒に楽しむものですが，子どもたちが準備で疲労しすぎないよう，発達に合わせたプログラムづくりも必要になります．年長になると**宿泊行事**（お泊まり保育）がありますが，保護者と離れて過ごすため体調の変化にはより配慮が必要です．緊急時の対応についても，手順をしっかり決めておきます．

② 3歳未満児への対応

- 3歳未満児の発育，発達の標準を知っておく
- 3歳未満児の抱き方・おんぶの仕方，授乳・離乳食の与え方，口腔内の衛生，着替え・オムツ替えの仕方，排泄のさせ方，沐浴・保清の仕方，寝かせ方と注意点を知っておく
- 3歳未満児の遊びや外出時に注意することを理解する

1 運動機能の発達とその評価について

1)運動機能の発達の一般的原則

①運動機能の発達は，一定の方向性，一定の順序があり，連続性があります（図1）.

- 頭部から足部へ
- 身体の中心から末梢へ
- 粗大運動から微細運動へ

②運動機能の発達は神経系の成熟と関係があり，連続しながら段階状に発達します.

③発達は目的にあった動きができるように進みます. また，発達は異なる部位の発達と協調関係を保ちながら進みます.

2)粗大運動の発達（図2）

①首のすわり（定頸）

上半身の筋肉群の発達によって，胸部を支えて前後左右に傾けても頭部が垂直位に保持できる状態で，生後3〜4か月までには可能となります. 仰臥位から両手を持って起こして首がついてくるかど

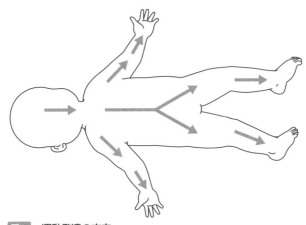

図1　運動発達の方向

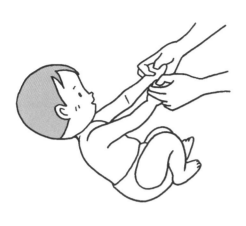

〈ひき起こし反応〉

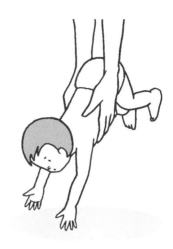

〈パラシュート反射〉

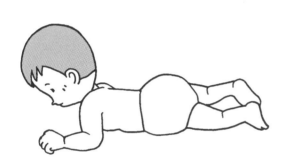

〈ずりばい〉

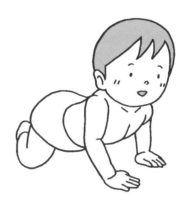

〈四つばい〉

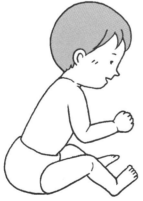
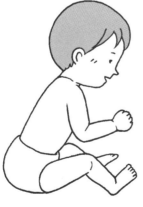

〈シャフリングベビー〉

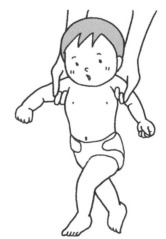

〈ホッピング反応〉

図2　粗大運動の発達

うかをみるひき起こし反応で判断します．

②寝返り

仰臥位から腹臥位へは，多くは生後5～6か月までにできるようになります．肥満のときには遅れることがあります．

③おすわり

両手をつかないで，1分以上座れるようになることをおすわりが可能とします．乳児をかかえて上体を倒したときに，瞬間的に両手を出して上半身を支えようとするパラシュート反射が出るようになるとおすわりもできるようになります．8～9か月頃までにできるようになることが多く，この頃から，視野が広がり，手で遊ぶことが多くなり，おんぶも可能となります．

④はいはい

両腕で身体を支えて進むずりばいから，四つばいで進むようになりますが，おすわりの姿勢で足を使って進むシャフリングベビーや，はいはいせずにつかまり立ちをすることもあります．

⑤つかまり立ち

四つばいができるようになると，物につかまって立ち上がることができるようになります．つかまり立ちができるようになると，立位で身体を傾けたときに，足を交差させて転倒するのを防ぐ動作であるホッピング反応が認められます．

⑥つたい歩き

つかまり立ちがしっかりできるようになると，手を持つと歩くようになり，手で何かにつかまっていれば移動できるつたい歩きができるようになります．次第に手を離して立つひとり立ちをするようになります．

⑦ひとり歩き

ひとり歩きは，立位の姿勢がとれるだけでなく平衡感覚と交互運動が必要です．通常1歳3か月～1歳5か月までにはひとり歩きができるようになります．

⑧階段の昇り降り

ひとり歩きがしっかりできるようになり，走れるようになると，階段を1段ずつ，足をそろえて昇れるようになります．この頃は階段を降りるときは後ろ向きで降りるようにします．4歳頃には，階段を交互に足を出して降りることができるようになります．

3）微細運動の発達

微細運動の発達には，協調運動の発達と原始反射の消失が関係します．原始反射である把握反射が3か月頃に消失すると，自発的に物をつかめるようになります．5か月頃になると，顔にハンカチを乗せて視界を遮ると自分の手でハンカチをつかんでとろうとしたり，目の前におもちゃをもっていくと手を出したりします．はじめは手のひら全体で物をつかんでいますが，次第に拇指（親指）と示指（人差し指）で物をつかめるようになり，1歳を過ぎると積み木を積めるようになります．手で物をつかめるようになると，手に持った物を口にもっていくようになるので，誤飲事故に注意する必要があります（図3）．

3歳になると円をまねて描けるようになり，はさみで紙を切ることもできるようになります．

2 精神機能の発達とその評価について

1）言葉の発達

生後2か月頃から泣き叫ばない発声ができるようになり，反復的に繰り返すようになります．こ

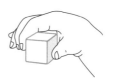

5〜6か月　　　　　7〜8か月　　　　　10〜12か月

図3　つかみ方の発達

れを喃語といいます．次第に周囲の人の言葉をまねるようになり，10か月頃には，あたかも話しているようなジャルゴンという発声がみられます．通常は1歳〜1歳半までに，意味のある単語を言える初語が認められます．1歳半頃には単語が意味する絵を指し示す指差しができるようになり，2歳頃までには「マンマちょうだい」「ブーブーきた」などの2語文を言えるようになります．言葉の発達は個人差があり，養育環境によっても異なるので，言葉の遅れが本当にあるかどうかは，慎重に判断する必要がありますが，1歳半までに，まったく言葉を理解しないようであれば，難聴はないか，他の神経発達に異常はないか医療機関で相談する必要が出てきます．

2）知能の発達

胎生7か月で，子宮内の音を記憶しているといわれており，新生児に母親の血液が流れる音を聞かせると落ち着く様子が観察されます．生後5か月になると物が隠されたことを覚え，「いないいないバー」をしてあげると喜ぶようになります．人のすることを模倣する様子は，新生児の頃から舌だしのまねなどが観察されていますが，生後7か月頃より身振りも模倣をするようになり，バイバイ，パチパチなどの手振りやコンニチワ，イヤイヤなどの動作をしたりします．

1歳半になると，クレヨンでなぐり描きができるようになり，3歳頃には，三角形や四角形の形の区別ができ，5歳頃には，三角形をまねて描くことができるようになります．

数の理解は，最初は固まりとして把握し，4〜5歳頃から，数字や文字を書くことができるようになり，自分の年齢や名前がわかるようになります．

3）情緒の発達

新生児期のはじめは興奮のみを示し，泣くだけで感情を示しているようにみえますが，次第に機嫌のよいときはほほえむようになり，生後4か月頃にはあやしたりすると声をたてて笑うようになります．生後7〜8か月頃になると，知らない人をいやがる人見知りを示すようになり，2〜3歳になると，自分の意志を示して親の言うことを聞かなくなる反抗期が認められ，5歳には成人とほぼ同じ感情を示すようになります．

4）社会性の発達

最初は，母子関係，父子関係から兄弟関係となって，対人関係が広がっていきます．1歳までは，ひとり遊びが主体ですが，2歳になると並んで遊ぶ平行遊び，3歳を過ぎると仲間遊びやごっこ遊びができるようになります．

5）精神機能の発達の評価

子どもの精神発達の評価では，子どもの発達を固定したものととらえない，個人差があることを理解することが大切です．知能の発達は知能指数で表されます．また乳幼児では，発達検査で評価する発達指数で表されます．知能指数・発達指数は次のような式で算出されます．

$$知能指数(IQ) = \frac{知能年齢}{生活年齢} \times 100$$

$$発達指数(DQ) = \frac{発達年齢}{生活年齢} \times 100$$

知能検査にはいくつか種類があり, 2歳からは田中ビネー知能検査V, 2歳半からはK-ABC心理・教育アセスメントバッテリー, 5歳からはWISC-Ⅳ知能検査などがあります.

6)発達の検査法

発達を評価する検査法にはいくつかあります. 1967年に出版されたデンバー式発達スクリーニング検査(DDST：Denver developmental screening test)があります(図4)[1]. この検査では, 子どもの運動発達, 言語発達, 社会発達を項目ごとに25〜90%の子どもが通過する時期が示されており, 発達は子どもによって時期の幅があることがわかります. また, Bayley乳幼児発達検査は海外ではよく用いられています.

日本のものにもいくつかあり, 新版K式発達検査, 津守式乳幼児精神発達検査, 遠城寺式乳幼児分析的発達検査などがあります.

3 3歳未満児の発達に応じた養護の仕方

1)乳児の抱き方

首がすわる3〜4か月までは, 必ず首の後ろを支えながら抱っこします(図5). 首がすわっても, おすわりができる7か月頃までは背筋がしっかりしていないため, 抱っこをする際は必ず背中を支えるようにします. 乳児をあやすために, 脇の下を持って持ち上げて揺らしたり放り上げたりすると, 頭に硬膜下血腫を起こす揺さぶられ症候群(SBS：shaken baby syndrome)になることがあるため注意が必要です(図6). SBSは, 乳児期だけでなく幼児期にも起こるもので, また, 虐待の場合にもみられることがあります.

首がすわっていない乳児を連れての移動では, 新生児期〜首すわり前から使用できる抱っこひもやスリングなどを使うことがありますが, 身体が丸まって首の圧迫に気づかないことや, 乳児が疲れてしまうことから, 長時間の使用は控えましょう. また, 抱っこひもを使うときは必ず片手で子どもの身体を支えておきます. 両手を外していると, 前かがみになったときに子どもが下に落ちてしまうことがあります.

2)おんぶの仕方

首がすわって背筋がしっかりしたら, おんぶが可能となります. おんぶをするときは子どもの頭はおんぶする人の頭より低くします. 首にひもがかからないように手をひもの上に出しますが, ひもで腕を圧迫しないように注意します. 子どもは物に手をのばしたり, のけぞったり, 寝たときに傾いたりすることがあるため, ときどき背中に手をあてて様子を確認します(図7).

3)食事の与え方

1. 母乳と人工乳

母乳の利点は, 消化吸収がよいこと, 特に初乳には感染予防に有効な分泌型免疫グロブリンA(分泌型IgA)が多く含まれておりミルクアレルギーの心配が少ないこと, 母乳を与えると子宮の収縮がよく進み母体も産後の回復が早いこと, 乳幼児突然死症候群(SIDS：sudden infant death syndrome)のリスク要因とならないこと, 経済的であることなどがあげられます. 母乳が十分出るのであれば,

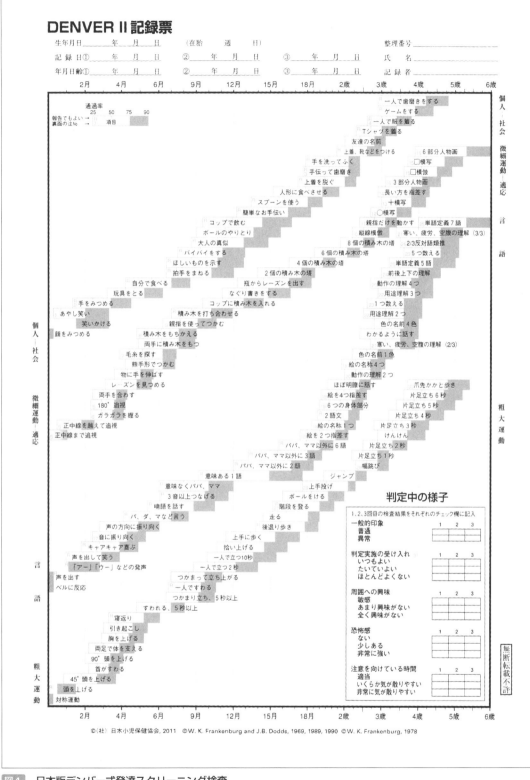

図4 日本版デンバー式発達スクリーニング検査
(WK Frankenburg(著), 公益社団法人日本小児保健協会(編):DENVERII 記録票. 日本小児医事出版社, 2016.)

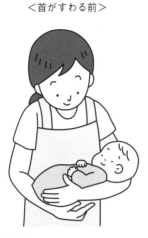

<首がすわる前>

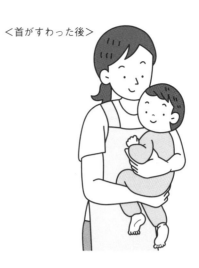

<首がすわった後>

図5 子どもの抱き方

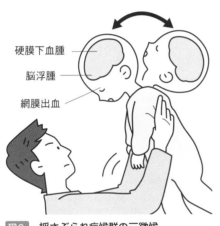

硬膜下血腫
脳浮腫
網膜出血

図6 揺さぶられ症候群の三徴候

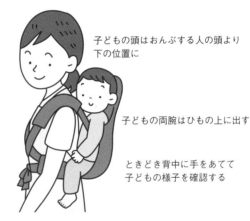

子どもの頭はおんぶする人の頭より
下の位置に

子どもの両腕はひもの上に出す

ときどき背中に手をあてて
子どもの様子を確認する

図7 子どものおんぶの仕方

世界保健機関(WHO)ではなるべく母乳で育てることを推奨していますが，母親の体調で母乳を与えられないときや母乳の分泌が十分でないときには，人工乳で育てても栄養的には問題はありません．早産児の場合は，消化管感染のリスクを低くするために，なるべく搾乳(さくにゅう)した母乳を与えるようにします．

①母乳の与え方

母乳を与えるときには，清浄綿，ガーゼハンカチなどをそろえ，乳首を拭いてから与えます．最初は自律哺乳(じりつほにゅう)で乳児の欲しがるときに与えますが，授乳のリズムができてきたら，授乳の途中に寝たときは起こしてしっかり飲ませるようにします．また，なるべく両方の乳首から飲ませるようにします．授乳が終わったら，乳児の頭を肩に乗せて縦抱きにし背中を軽くさすり，しっかり排気(はいき)させます(図8)．

②冷凍母乳の与え方

乳児が入院しているときや，保育所に入所していて直接母乳を与えることができないときは，搾乳した母乳を専用の母乳冷凍パックに入れて-20℃で保存します．哺乳させるときは，流水か37℃の

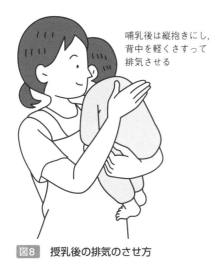

哺乳後は縦抱きにし，背中を軽くさすって排気させる

図8　授乳後の排気のさせ方

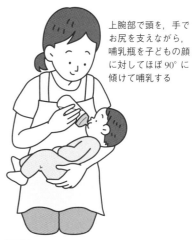

上腕部で頭を，手でお尻を支えながら，哺乳瓶を子どもの顔に対してほぼ90°に傾けて哺乳する

図9　哺乳瓶での哺乳の仕方

温水で解凍して哺乳瓶に移し，瓶ごと37℃の温水中で温めます．一度解凍した母乳は，哺乳しなかった場合も細菌の汚染の可能性があるため，保存せずに処分します．

③人工乳のつくり方

消毒した哺乳瓶，乳首，沸騰させた後70℃くらいに冷ました湯を準備します．哺乳瓶に粉ミルクを入れ規定量の1/4～1/3の湯で溶かし，乳首とカバーをつけてよく振った後，規定量の残りの湯を足し，体温くらいの温度になるよう流水で冷ます．飲ませる直前に，溶かした人工乳の一部を手にかけて熱過ぎないかを確認してから哺乳します．哺乳瓶による哺乳の場合は，乳児の口に乳首をきちんとくわえさせ，空気を飲み込まないような角度（子どもの顔に対して哺乳瓶をほぼ90°）にして哺乳することが大切です（図9）．飲み残しは雑菌が繁殖しやすいため保存はせず処分し，1回分ずつ調乳するようにします．粉ミルクは調乳が必要となりますが，2019年3月に販売された液体ミルクは常温で保存でき，そのまま哺乳瓶に入れて与えることができます．しかし，飲み残しは保存できないので量を調整しづらく，また高価でもあるため，災害用に保存しておくことが期待されています．

2. 白湯の与え方

白湯は一度沸騰させてから冷ました水のことです．沐浴後などの水分補給のときに与えますが，3か月過ぎからは乳児用のイオン飲料でも構いません．乳歯が生えてきたら，離乳食の後に口の中をすすぐ目的で白湯を飲ませる習慣をつけると，虫歯の予防にもなります．4か月になったら，飲む練習を兼ねてスプーンから与えるのもよいでしょう．

3. 離乳食の進め方

①離乳食開始の時期

新生児期にみられた探索反射や吸啜反射は生後3か月頃には消失し，その後は自分の意思による哺乳行為に移行します．身体の発育とともに，母乳や人工乳だけの栄養では十分ではないため，それ以外の栄養が必要となります．母乳や人工乳から幼児食へ移行する過程を離乳といい，そのとき与える食事を離乳食といいます．口唇の間に固形物を入れると押し出す押し出し反射は，生後4か月になると消失するようになるため，生後5か月から離乳食を開始します．離乳の開始が遅れると鉄欠乏による貧血などが生じるので，発達が良好であるなら，遅くとも6か月までには開始することが望ましいでしょう．

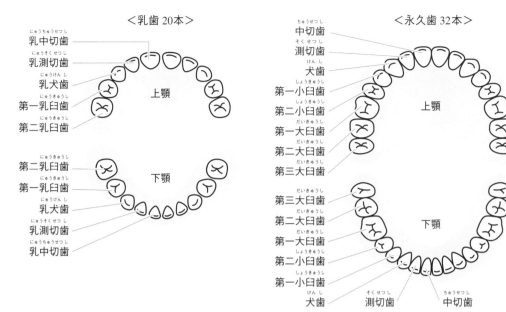

図10 乳歯と永久歯

②離乳食を食べる練習

　まず，スプーンから飲み込む練習からはじめ，離乳食としてドロドロした食物を1日1回，一口から，少しずつ量と食材の種類を増やしていきます．はじめは舌の動きは前後のみですが，次第に上下，左右に動くようになり，舌と上顎でつぶすことから，歯ぐきでつぶすことができるようになります．離乳食を開始して1〜2か月して，舌で“モグモグ”とつぶせる固さの離乳食を1日2回与えます．9か月頃から歯ぐきで“カミカミ”とつぶせる固さの離乳食を1日3回与えます．特定の食物アレルギーが疑われるときは，医師の診断のもとに除去食とし，毎年状況を確認して，その食物を食べられるかどうか医師に診断してもらいましょう．

　栄養素の大部分を母乳や人工乳以外の食物からとれるようになった状態を**離乳の完了**といい，通常は1歳〜1歳3か月です．この頃から**卒乳**を目指し，人工乳も哺乳瓶も使わないようにしていきます．また，離乳食をあまり食べないからと牛乳や人工乳を与えると，逆に食事量が減ることがあるため，飲ませ過ぎないように注意します．

4．間食の与え方

　幼児期は，乳児期に次いで発育が継続し，運動も活発となるため，栄養は1日3回の食事だけでなく，補食の意味をもつ**間食**も必要になります．糖分の多いものは避け，3回の食事量を減らすことがないように注意して与えます．

4）口腔内の衛生

　乳児の歯は通常6か月頃から下顎切歯（かがくせっし）より生えてくることが多いですが，個人差があります．1歳頃に上下4本ずつ計8本が揃い，1歳半頃に乳臼歯（にゅうきゅうし）が生えて，3歳頃20本で生え揃います．永久歯（えいきゅうし）は6歳頃より生え変わり，生え揃うと32本となります（図10）．

　口腔（こうくう）のミュータンス菌などが歯に沈着増殖（ちんちゃくぞうしょく）して歯垢（しこう）が形成され歯質を溶かすと，**虫歯**（う歯）になります．ミュータンス菌は，家族からの口移しなどでも感染します．**乳歯**は永久歯と比べると歯質のエナメル質と象牙質（ぞうげしつ）が薄く，虫歯の進行も早いのが普通です．虫歯に適切な処置をとらないと，かみあ

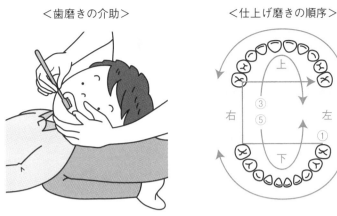

<＜歯磨きの介助＞ ＜仕上げ磨きの順序＞>

図11 歯磨きの介助の方法と仕上げ磨きの順序

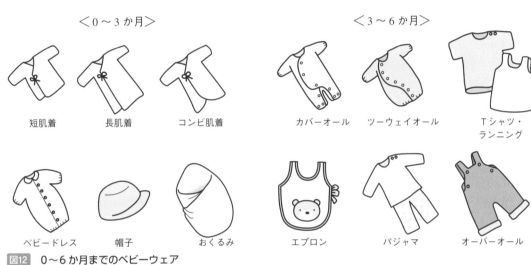

＜0～3か月＞ ＜3～6か月＞

短肌着 　長肌着 　コンビ肌着 　カバーオール 　ツーウェイオール 　Ｔシャツ・ランニング

ベビードレス 　帽子 　おくるみ 　エプロン 　パジャマ 　オーバーオール

図12 0～6か月までのベビーウェア

わせが悪くなったり，永久歯の発育が障害されて異所萌出(乳歯に虫歯があるとき本来の場所ではないところから永久歯が出てくること)となり歯並びが悪くなったりします．また，乳歯についた虫歯菌が永久歯について，永久歯が生えてきたときから虫歯になったりします．

　歯磨きは嫌いにならないような習慣づくりをし，乳臼歯が生えたら歯磨きの習慣をつけさせ，磨き方を指導することも大切です(図11)．

5)衣服の着せ方

　子どもの年齢に応じて，様々なベビーウェアがあります(図12)．

　新生児は，保温のために成人より1枚多く着せます．ドレス型のものを着せることもありますが，手を動かしやすいように手首は出すようにします．外出は1か月児健診まで行いませんが，外出が必要なときには，日よけや防寒のため帽子やおくるみを用います．

　生後1か月を過ぎたら，保温のために多く着せる必要はありませんが，気温により，調整する必要があります．首がすわるまでは，かぶりのTシャツなどは控えましょう．

　生後3か月頃になって首がすわったら，足を活発に動かせるようにズボンタイプの衣服にします．離乳食がはじまって動きが活発になったら，着替えがしやすいように上下の分かれた服装でもよいで

しょう．外出時の防寒のため，手袋やくつ下を用いることもありますが，室内では運動を制限しないように，特に必要はありません．

6）排泄のさせ方

　乳児の腎機能は未熟で，尿の濃縮力が低いために尿量が多く，排尿回数も多くなります．生後3か月までは1日15〜20回，1歳までは10〜15回で，成人と同じ5〜6回になるのは4〜5歳です．

1．乳児の排泄

　乳児は尿意の自覚ができず，排尿回数が多いためオムツを使用しますが，股関節脱臼^{こかんせつだっきゅう}を予防するために，なるべく股を開き気味にする**股オムツ**という当て方にします（図13）．また，オムツを取り替えるときには，両足首を持ち上げると股関節脱臼を誘発する可能性があるので，腰の下に手を入れるようにします（図14）．オムツを使用しているとオムツかぶれになることがしばしばありますが，排泄したらなるべくすぐにオムツを取り替える，排便時にはなるべくぬるま湯でよく洗い，よく乾かしてからオムツをつけるようにします．

2．排尿の自立

　尿意の自覚は2歳頃に可能となるため，この頃から**トイレットトレーニング**を開始します．最初は定期的にトイレかおまるに座らせ，排尿がうまくできたときにはほめて覚えさせます．尿意を覚えたときにすぐ排尿できるような，トレーニングパンツかパンツ式の紙オムツをしてトレーニングを行います．以前は布オムツが主流だったが，近年は紙オムツが一般的になって，排尿後の不快感があまりないことから排尿の自立の時期がやや遅れる傾向にあり，昼間の排尿の自立は大体2〜3歳となっています．夜間は排尿を抑制する抗利尿ホルモンの分泌が十分でないため，4歳頃までは**夜尿**があることがあり，夜間のみオムツの使用をしばらく続けます．

3．排便の自立

　乳児の排便は排尿と同様に，便の貯留が刺激となって反射的に排便しますが，排便回数には個人差があります．一般的には，母乳栄養の乳児のほうが人工栄養の乳児より回数が多くなります．排便の自立は排尿の自立より早いことが一般的ですが，心理的要素も影響しやすく，排尿は自立しているのに排便はトイレでできないということもしばしばあります．排便は，時間がかかったり便が硬くなって痛みがあったりするとトイレでできなくなることがあるため，毎朝一定の時間をつくって排便をさせることが大切です．

7）保清，沐浴・入浴のさせ方

　新陳代謝の盛んな子どもの身体を清潔に保つためには，できるだけ毎日，沐浴・入浴を行います．新生児はベビーバスで沐浴を行い，1か月を過ぎてからは普通の浴槽で入浴を行います．沐浴させる人は，爪を切り，よく手洗いします．沐浴に必要な物品を揃え，着替えは上着と下着を袖を通して合わせ，すぐに着られるようにしておきます．入浴前には子どもの体温を測り，発熱しているときには入浴を控えて体を蒸しタオルで拭くか，シャワー浴とします．湯の温度は，夏場は38〜39℃，冬場は40〜42℃とし，脱衣する場所の室温も低過ぎないようにします．

　準備がすべて整ってから衣服を脱がせ，沐浴布やタオルを身体に巻いて足先から湯船に入れます．洗面器に用意した湯でガーゼハンカチなどを絞り，目，額，頬，顎の順に拭きます．頭部はよく泡立てた石けんで指の腹で洗い，よくすすぎます．前面の上半身，下半身の順に洗い，湿疹になりやすい首の周りや脇の下（腋窩^{えきか}）をよく洗います．次にうつぶせの状態で顎を手首の上に乗せるようにして脇の下に片手を入れて掴み，背面，臀部^{でんぶ}も丁寧に洗います．また，陰部，肛門も石けんをつけた手でよく洗い，すすぎます．最後にかけ湯かシャワーをかけてあがります（図15）．

　バスタオルで身体全体を拭いた後は，あせもにならないように首の周り，脇の下，股の部分をよく

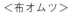

＜布オムツ＞

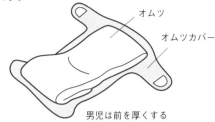

オムツ
オムツカバー

男児は前を厚くする

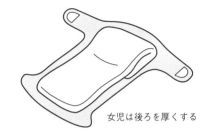

女児は後ろを厚くする

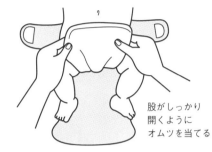

股がしっかり
開くように
オムツを当てる

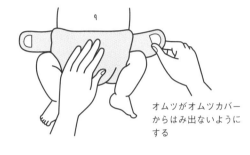

オムツがオムツカバー
からはみ出ないように
する

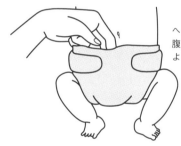

へそより下で留め，
腹部を圧迫しない
ようにする

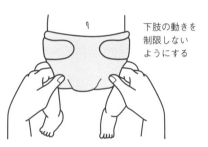

下肢の動きを
制限しない
ようにする

＜紙オムツ＞

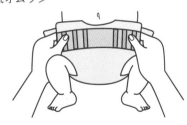

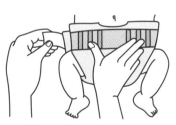

紙オムツが
しっかり中央に
なるように当てる

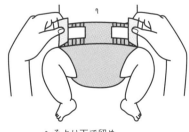

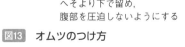

へそより下で留め，
腹部を圧迫しないようにする

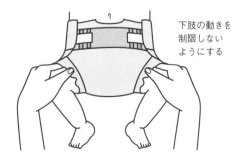

下肢の動きを
制限しない
ようにする

図13 **オムツのつけ方**

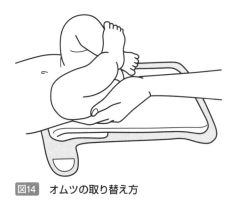

両足首を持ち上げると
股関節脱臼を誘発するため，
腰の下に手を入れて持ち上げ，
オムツを取り替える

便はなるべくトイレに流す．
オムツは内側に丸めてテープで留め，
ビニール袋に入れて捨てる

図14 オムツの取り替え方

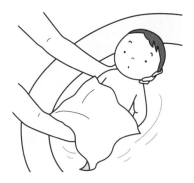

タオルなどで身体をくるみ，両耳を
ふさいで頭部を支え，足先からゆっ
くり湯船に入れる

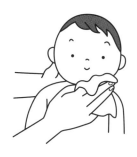

絞ったガーゼハンカチなどで，
目，額，頬，顎の順に優しく
拭く．顔に湿疹がある場合は
石けんを泡立てて手で洗い，
きれいな湯ですすぐ

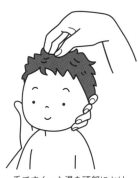

手ですくった湯を頭部にかけ，
石けんを泡立てて指の腹で洗
い，よくすすぐ

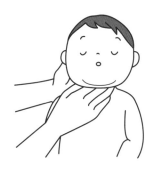

首，肩，胸，腹を石けんをつけ
た手でよく洗い，すすぐ

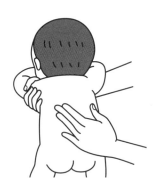

うつぶせの状態にして脇の下を支え，
背面，臀部を石けんをつけた手で
よく洗い，すすぐ

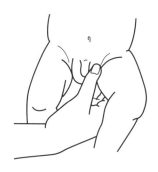

陰部，肛門を石けんをつけた
手でよく洗い，すすぐ

図15 沐浴・入浴のさせ方

乾燥させます．服を着せてから，耳の孔の水分を綿棒で拭き取ります．

8）寝かせ方

　新生児は1日16時間近く睡眠しますが，成長とともに睡眠時間は短くなります．新生児は寝たり
起きたりを繰り返しますが，次第に昼，夜の区別がつくようになり，夜間の睡眠も長くなってきます．

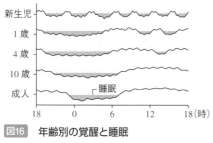

図16　年齢別の覚醒と睡眠

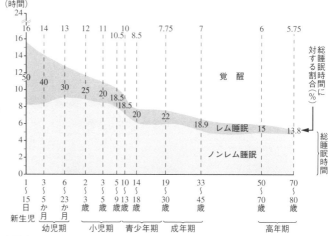

図17　発達による睡眠時間の変化

(Roffwarg HP, et al. : Ontogenetic development of the human sleep-dream cycle. Science 1966 ; 604-619. より引用改変)

夜に睡眠がまとまってとれるようになると，浅い眠りのレム睡眠が少なくなり，深い眠りであるノンレム睡眠と，レム睡眠とを繰り返すようになります（図16，17[2]）．レム睡眠は主に「身体の眠り」で夢をみることも多く，乳幼児では夜泣き，歯ぎしりなどがみられることがあります．夜泣きがあるときは生活リズムの見直しや昼寝の時間帯，昼間の活動量の見直しも大切です．

　寝かせるときの姿勢は，欧米ではかつて，頭の形への影響を少なくするためにうつぶせ寝を推奨していましたが，SIDS が増えることがわかり，現在では仰向け寝がすすめられています．この疾患は，乳幼児は呼吸中枢が未熟なため，睡眠時に無呼吸になった際に覚醒する反応が遅れるために起こると考えられていますが，予防方法についてはまだはっきりしていません．現段階ではうつぶせ寝，両親の喫煙，非母乳栄養がリスク要因とされていますが，これらが原因というわけではありません．原因が明確でないため，対応としては SIDS があるということをよく理解し，乳児がよく眠っているからといって一人にせず，定期的に呼吸をきちんとしているか，顔色は問題ないかなど，様子をみることが大切です．

9）外出時の注意

　生後 1 か月を過ぎたら，天候がよいときは戸外の空気に触れさせます．日光浴は紫外線による皮膚の障害の可能性もあるためなるべく控え，首がすわるまでは長時間の散歩は控えます．紫外線対策と保温対策のため，帽子と上着は必ず着用させます．帽子は前と後ろにつばがあるものがよいでしょう．夏季は，外出時に熱中症になる危険がないか，チェックが必要です．子どものほうが地面から近い位置にいることが多いので，輻射熱の影響も考える必要があります．外出時には，水分補給をできるものも持っていきます．水分は，糖分が多いものは控え，塩分などのイオンが入っているもので，なるべく冷やし過ぎていないものにします．1 歳以上になって，プールや水遊びなどで長時間日光を浴びる可能性があるときは，子ども用の日焼け止めクリームを使用し，日焼け対策を行います．草むらに行くときには，虫除けスプレーなどで防虫対策をします（表 1）．

10）おもちゃと固定遊具

　おもちゃは，製品安全協会で定められている SG（safety goods）安全基準，日本玩具協会によるおもちゃの安全基準（ST マーク表示）を通っているか確認します（図18，19）．乳児はおもちゃを口に

表1	外出時の持ち物例
短時間のお散歩	帽子，オムツ，おしりふき，清浄綿，ばんそうこう，使用済みオムツを入れるビニール袋，オムツ替えシート，ティッシュ，ウェットティッシュ，ハンカチ，飲み物
長時間のおでかけ	上記の他にオムツを多めに用意する．着替え，エプロン，ミルクセット，お湯，ベビーフード，スプーン，お昼寝用シート，バスタオル
夏の暑い日	つばのある帽子，飲み物，おしぼりタオル，日焼け止めクリーム，虫除けスプレー
冬の寒い日	防寒用帽子，手袋，防寒着
医療機関受診時	診察券，母子健康手帳，健康保険証，乳幼児医療証，体温計，体温経過表，気分が悪くなったときのためのエチケット袋，冷却シート，絵本，飲み物，着替え一組，オムツはいつもより多めに用意する

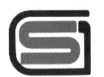

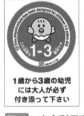
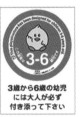
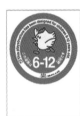

図18 SG マーク　図19 ST マーク　図20 SP マーク　図21 安全利用表示シール

入れたりなめたりするため，おもちゃが壊れていないか，噛んだりしたときに危なくないかを点検します．

固定遊具では，ボルトやねじがゆるんでいないか点検します．滑り台では，衣服やバッグなどのひもがからむことがあるため気をつけます．ブランコではこいでいるところに近寄らないようにし，シーソーでは大幅な体重差がないか気をつけます．公園の遊具には，安心・安全の目印となる SP（safety product）マーク（図20）や，注意事項を表した安全利用表示シール（図21）がついていることもあります．

11）ベビーカー，自動車，自転車の乗せ方

ベビーカーで外出するときは，シートベルトを必ず着用します（図22）．ベビーカーに重い荷物をぶら下げるとひっくり返ることがあるため，ぶら下げ過ぎないようにします．

自動車で外出するときはチャイルドシートに乗せて，正しい位置に装着します（チャイルドシートは6歳未満に使用が義務づけられています）．自動車を停車したときに子どもだけを車内に残すと，車内に閉じ込められたり，パワーウインドウの事故，夏場はエンジンが止まると熱中症になるリスクがあるので，必ず一緒に乗り降りしましょう．また，自動車の乗り降りや駐車場での事故に注意し，子どもから目を離さないようにしましょう．

自転車に幼児を乗せるときは必ず専用のチャイルドシートを装着し，シートベルトをつけ，ヘルメットを着用させます．子どもを乗せるときは，平らなところでスタンドをしっかり立て，ハンドルが動かないようにします．3人乗りをするときは安全基準に対応した幼児2人同乗用自転車とし（図23），乗せるときは年長の子どもから，降ろすときは年少の子どもからとし，自転車に乗せたままでそばを離れたり，目を離したりしないようにします．また，自転車はスタンドがしっかり立ち，スカートの巻き込みを防止するドレスガードがついているものにします．

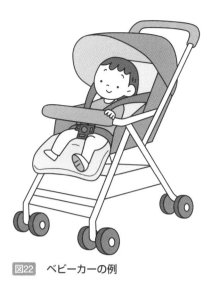

図22　ベビーカーの例

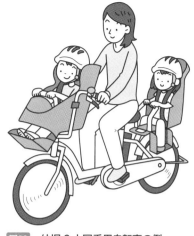

図23　幼児2人同乗用自転車の例

1）WK Frankenburg（著），公益社団法人日本小児保健協会（編）：DENVER Ⅱ記録表．日本小児医事出版社，2009.
2）Roffwarg HP, et al.：Ontogenetic development of the human sleep-dream cycle. Science 1966；604-619.

話し合ってみよう！

・外出時に持参するものを，季節別，行き先別に考えてみましょう

・季節に応じた衣服，室内・外出時の衣服を考えてみましょう

column 3　子どもへの声かけの仕方

　新生児は，出生直後より音や光，においを感じることがわかっています．まだ視力が十分ではなく，自分の思いどおりに身体を動かすことはできないため，積極的に声かけをしてあげましょう．また，授乳，排泄，睡眠のリズムが最初はばらばらですが，昼夜の区別をして働きかけることで，生活のリズムができてきます．

　2か月を過ぎるとほほえむようになり，自分で声を出すようになります．乳児の声に合わせて声かけをすると，返事をするような声を出したりします．

　3〜4か月となって首がすわるようになると，縦抱きもできるようになり，視野が広がります．追視がしっかりできるようになり，音に対しても反応して喃語が出るようになり，あやすと笑うようになります．声かけを積極的に行うことで，コミュニケーションの楽しさがわかる時期です．背筋はまだしっかりしていないため，あやすときは背中を支えて，ゆっくり動かすようにします．

　寝返りやはいはいができるようになると，動く範囲が広がってくるため欲しい物の要求も広がってきます．手でつかんだものは何でも口に入れてしまうため，誤飲に気をつけます．

　1歳を過ぎると離乳食が完了し，ひとり歩きを開始し，意味のある発語がみられはじめます．身振りで要求がわかるときでも，言葉を覚えていくために言葉での声かけを意識的に行うとよいでしょう．行動範囲も広がり，自分の意思がはっきりしてくるため，事故に気をつけながら，生活習慣を身につけさせていきます．危ないことやしてはいけないことは，その場で教えることが大切です．緊急時には身体で教えることも必要ですが，叩いたりするとそのことにとらわれて伝えたいことが十分伝わらなくなるおそれもあります．毅然としながら繰り返し教え，うまくできたときにはしっかりほめることで，生活習慣を身につけていくようにします．次第に自我が芽生えて，何でも嫌がる素振りをする，いわゆる「いやいや期」となることもありますが，叱るだけでなく，気持ちを別の方向に向けながら誘導するような声かけも大切です．

　3歳近くになってくると，言葉が発達し，細かな作業もできるようになり，同年齢の子どもと一緒に行動できるようになってきます．友達同士のルールも少しずつ覚えていく時期です．けんかになったときもただやめさせるのではなく，お互いの言い分をしっかり聞くなど，3歳以降は聞くこと，受け止めていくことも大切になっていきます．

③ 個別的な配慮を要する子どもへの対応

POINT!

● 個別的な配慮を要する子どもの保育や援助で留意すべきことを理解する
● アレルギー疾患をもつ子どもへの対応を理解する
● 様々な慢性疾患をもつ子どもへの対応を理解する

1 慢性疾患や障害のある子どもの保育

　保育・教育の場で配慮を要する，子どもの慢性疾患や障害がいくつかあります．低出生体重児・早産児で出生した場合やアレルギー疾患，神経・筋疾患，心疾患，内分泌疾患，腎・泌尿器疾患，消化器疾患，呼吸器疾患，血液・腫瘍疾患，免疫疾患，肢体不自由，呼吸障害，嚥下障害，排泄障害，聴覚障害，視覚障害，精神遅滞，発達障害（自閉スペクトラム症，注意欠如多動症など），心身症など，様々な疾患・障害がありますが，定期的な薬物投与や精神的ケアを含めて個々に応じた支援や配慮が必要です．

　また，慢性疾患や障害があっても，その子どものもつ能力は最大限活かすことが大切です．子どもの場合，慢性疾患や障害があっても発達していく過程でより可能性が広がっていく場合と，二次障害を起こしてしまう場合とがあります．二次障害とは，周囲の配慮が足りないことによって本来の障害に加え，新たな障害を抱えることです．

　慢性疾患児や障害児も，通常児と一緒に過ごす統合保育や統合教育を行う機会が増えてきています．さらには，通常クラスで保育するインクルーシブ保育も行うところが増えてきています．慢性疾患児・障害児には，同世代との幅広い交流による成長が期待できるだけでなく，通常児にとっても様々な個性を経験し，交流の仕方を学ぶ機会にもなります．

　慢性疾患をもつ場合は，長期の入院生活や通院をしなければならないことがしばしばありますが，発達途上の子どもには，治療だけでなく発達を促す遊びや学習が欠かせません．昨今，その援助を行うために，病児保育，病棟保育，院内学級などを行う場所が増えてきています．さらには，慢性疾患や障害のある子どもの保護者への支援やきょうだいへの配慮も必要となります．

　病状や日常の注意について，主治医に連絡が必要なときには，保護者を通じて行うか，保護者の承諾のもとで，嘱託医を通じて連絡するようにします．

2 医療費などの援助

　子どもの医療費の援助は，医療費が公費負担となるもの，手当が支給されるものなどがありますが，いずれも対象者が住んでいる地域の役所に申請しなければなりません．制度を知らなかったり，申請する時間がないなどで申請をしないと助成を受けることができません．以下が主な助成制度や手当の例です．

①子ども医療費助成制度

市区町村で規定され，保護者の収入に応じて医療費の自己負担分が助成される．

②小児慢性特定疾病対策

児童福祉法で規定され，対象疾病の医療費の自己負担分が助成される．18歳未満で申請ができ，20歳まで更新することができる．

③自立支援（育成医療）給付事業

児童福祉法で，身体障害者に対し医学的処置の医療費の自己負担分が助成される．

④難病医療費助成制度

特定の難病に対し，医療費の自己負担分が助成される．

⑤特別児童扶養手当

身体または精神に障害を有する20歳未満の児童に対する手当がある．

⑥障害児福祉手当

重度障害があり，常時特別の介護を必要とする在宅の20歳未満の者への手当がある．

3 低出生体重児・早産児で生まれた子どもの養護

出生体重が2,500g未満で生まれた新生児を低出生体重児，在胎37週未満で生まれた新生児を早産児といいます．

低出生体重児のなかでも，1,500g未満の出生児を極低出生体重児，1,000g未満の出生児を超低出生体重児といいます．早産児のなかでも，在胎28週未満で生まれたときは超早産児といいます．低出生体重児である場合は小さければ小さいほど，早産児である場合は早く生まれているほど，合併症を起こしやすくなり，その後の発育，発達に影響します．

低出生体重児や早産児の合併症として，呼吸障害，未熟児網膜症，脳室内出血，貧血などがあります．それぞれ予防や治療法の進歩により後遺症として残ることは少なくなりましたが，その後の発育，発達支援が必要となる子どももいます．

合併症を伴わなかった子どもも，感染症にかかったときに重症になることもあるため，予防接種はできるだけ早めに行います．ワクチンがないRSウイルス感染症では，36週未満で生まれた早産児の場合，一定期間RSウイルス感染症が重症化しないための抗体（シナジス®）を1か月ごとに接種することができます．

合併症がなく順調に発育している子どもは追いつき成長（身長や体重が少なく生まれても急速に発育が追いつくこと）がみられるため，それまでは個別に発達に応じた配慮をしていくことが大切です．

4 アレルギー疾患をもつ子どもの養護

アレルギーとは，免疫反応が人体に不利に働いた場合をいいます．その不利な作用を起こす原因となるものを，アレルゲンといいます．遺伝的体質や環境により影響を受け，年齢や季節によって症状が変化したり，いろいろなアレルギー疾患を繰り返したりします．「保育所におけるアレルギー疾患生活管理指導表」（図1）[1]などをもとに，対応を共通理解する体制づくりが必要です．

1）食物アレルギー

食物アレルギーとは，ある特定の食品を食べると，嘔吐や下痢などの腹部症状や，じんま疹などの皮膚症状が出ることです（表1）[2]．主なアレルゲンとしては，鶏卵，牛乳，小麦，ピーナッツ，そば，

「生活管理指導表」(表面)

〈参考様式〉 ※「保育所におけるアレルギー対応ガイドライン」(2019年改訂版)

保育所におけるアレルギー疾患生活管理指導表(食物アレルギー・アナフィラキシー・気管支ぜん息) 提出日 ＿＿＿＿年＿＿月＿＿日

名前＿＿＿＿＿＿＿＿ 男・女 ＿＿＿＿年＿＿月＿＿日生(＿＿歳＿＿ヶ月) ＿＿＿＿＿＿組

この生活管理指導表は保育所の生活において特別な配慮や管理が必要となった場合に限って医師が作成するものです。

【緊急連絡先】
★保護者
電話:
★連絡医療機関
医療機関名:
電話:

食物アレルギー(あり・なし) アナフィラキシー(あり・なし)

病型・治療

A. 食物アレルギー病型
1. 食物アレルギーの関与する乳児アトピー性皮膚炎
2. 即時型
3. その他 (新生児・乳児消化管アレルギー・口腔アレルギー症候群・食物依存性運動誘発アナフィラキシー・その他:)

B. アナフィラキシー病型
1. 食物 (原因:)
2. その他 (医薬品・食物依存性運動誘発アナフィラキシー・ラテックスアレルギー・昆虫・動物のフケや毛)

C. 原因食品・除去根拠 該当する食品の番号に○をし、かつ《 》内に除去根拠を記載
1. 鶏卵 《 》
2. 牛乳・乳製品 《 》
3. 小麦 《 》
4. ソバ 《 》
5. ピーナッツ 《 》
6. 大豆 《 》
7. ゴマ 《 》
8. ナッツ類* 《 》 (すべて・クルミ・カシューナッツ・アーモンド・)
9. 甲殻類* 《 》 (すべて・エビ・カニ・)
10. 軟体類・貝類* 《 》 (すべて・イカ・タコ・ホタテ・アサリ・)
11. 魚卵* 《 》 (すべて・イクラ・タラコ・)
12. 魚類* 《 》 (すべて・サバ・サケ・)
13. 肉類* 《 》 (鶏肉・牛肉・豚肉・)
14. 果物類* 《 》 (キウイ・バナナ・)
15. その他 ( )
「*は( )の中の該当する項目に○をするか具体的に記載すること」

[除去根拠] 該当するもの全てを《》内に番号を記載
①明らかな症状の既往
②食物負荷試験陽性
③IgE抗体等検査結果陽性
④未摂取

D. 緊急時に備えた処方薬
1. 内服薬 (抗ヒスタミン薬、ステロイド薬)
2. アドレナリン自己注射薬「エピペン®」
3. その他( )

保育所での生活上の留意点

A. 給食・離乳食
1. 管理不要
2. 管理必要(管理内容については、病型・治療のC. 欄及び下記C. E欄を参照)

B. アレルギー用調整粉乳
1. 不要
2. 必要 下記該当ミルクに○、又は( )内に記入
ミルフィーHP・ニューMA-1・MA-mi・ペプディエット・エレメンタルフォーミュラ
その他( )

C. 除去食品においてより厳しい除去が必要なもの
病型・治療のC. 欄で除去の際に、より厳しい除去が必要となるもののみに○をつける
※本欄に○がついた場合、該当する食品を使用した料理については、給食対応が困難となる場合があります
1. 鶏卵: 卵殻カルシウム
2. 牛乳・乳製品: 乳糖
3. 小麦: 醤油・酢・麦茶
6. 大豆: 大豆油・醤油・味噌
7. ゴマ: ゴマ油
12. 魚類: かつおだし・いりこだし
13. 肉類: エキス

D. 食物・食材を扱う活動
1. 管理不要
2. 原因食材を教材とする活動の制限( )
3. 調理活動時の制限 ( )
4. その他 ( )

E. 特記事項
(その他に特別な配慮や管理が必要な事項がある場合には、医師が保護者と相談のうえ記載。対応内容は保育所が保護者と相談のうえ決定)

記載日 年 月 日
医師名
医療機関名
電話

気管支ぜん息(あり・なし)

病型・治療

A. 症状のコントロール状態
1. 良好
2. 比較的良好
3. 不良

B. 長期管理薬(短期追加治療薬を含む)
1. ステロイド吸入薬
剤形:
投与量(日):
2. ロイコトリエン受容体拮抗薬
3. DSCG吸入薬
4. ベータ刺激薬 (内服・貼付薬)
5. その他 ( )

C. 急性増悪(発作)治療薬
1. ベータ刺激薬吸入
2. ベータ刺激薬内服
3. その他

D. 急性増悪(発作)時の対応(自由記載)

保育所での生活上の留意点

A. 寝具に関して
1. 管理不要
2. 防ダニシーツ等の使用
3. その他の管理が必要( )

B. 動物との接触
1. 管理不要
2. 動物への反応が強いため不可
動物名( )
3. 飼育活動等の制限( )

C. 外遊び、運動に対する配慮
1. 管理不要
2. 管理必要
(管理内容)

D. 特記事項
(その他に特別な配慮や管理が必要な事項がある場合には、医師が保護者と相談のうえ記載。対応内容は保育所が保護者と相談のうえ決定)

記載日 年 月 日
医師名
医療機関名
電話

●保育所における日常の取り組みおよび緊急時の対応に活用するため、本表に記載された内容を保育所の職員及び消防機関・医療機関等と共有することに同意しますか。
・同意する
・同意しない
保護者氏名＿＿＿＿＿＿＿＿

「生活管理指導表」(裏面)

〈参考様式〉 ※「保育所におけるアレルギー対応ガイドライン」(2019年改訂版)

保育所におけるアレルギー疾患生活管理指導表(アトピー性皮膚炎・アレルギー性結膜炎・アレルギー性鼻炎) 提出日 ＿＿＿＿年＿＿月＿＿日

名前＿＿＿＿＿＿＿＿ 男・女 ＿＿＿＿年＿＿月＿＿日生(＿＿歳＿＿ヶ月) ＿＿＿＿＿＿組

この生活管理指導表は保育所の生活において特別な配慮や管理が必要となった場合に限って医師が作成するものです。

アトピー性皮膚炎(あり・なし)

病型・治療

A. 重症度のめやす(厚生労働科学研究班)
1. 軽症:面積に関わらず、軽度の皮疹のみみられる。
2. 中等症:強い炎症を伴う皮疹が体表面積の10%未満にみられる。
3. 重症:強い炎症を伴う皮疹が体表面積の10%以上、30%未満にみられる。
4. 最重症:強い炎症を伴う皮疹が体表面積の30%以上にみられる。
※軽度の皮疹:軽度の紅斑、乾燥、落屑主体の病変
1. 食物によるアナフィラキシー (原因:
2. その他 ※強い炎症を伴う皮疹:紅斑、丘疹、びらん、浸潤、苔癬化などを伴う病変

B-1. 常用する外用薬
1. ステロイド軟膏
2. タクロリムス軟膏(「プロトピック®」)
3. 保湿剤
4. その他( )

B-2. 常用する内服薬
1. 抗ヒスタミン薬
2. その他( )

C. 食物アレルギーの合併
1. あり
2. なし

保育所での生活上の留意点

A. プール・水遊び及び長時間の紫外線下での活動
1. 管理不要
2. 管理必要 ( )

B. 動物との接触
1. 管理不要
2. 動物への反応が強いため不可
動物名 ( )
3. 飼育活動等の制限 ( )
4. その他 ( )

C. 発汗後
1. 管理不要
2. 管理必要(管理内容:)
3. 夏季シャワー浴
(施設で可能な場合)

D. 特記事項
(その他に特別な配慮や管理が必要な事項がある場合には、医師が保護者と相談のうえ記載。対応内容は保育所が保護者と相談のうえ決定)

記載日 年 月 日
医師名
医療機関名
電話

アレルギー性結膜炎(あり・なし)

病型・治療

A. 病型
1. 通年性アレルギー性結膜炎
2. 季節性アレルギー性結膜炎(花粉症)
3. 春季カタル
4. アトピー性角結膜炎
5. その他( )

B. 治療
1. 抗アレルギー点眼薬
2. ステロイド点眼薬
3. 免疫抑制点眼薬
4. その他( )

保育所での生活上の留意点

A. プール指導
1. 管理不要
2. 管理必要(管理内容:)
3. プールへの入水不可

B. 屋外活動
1. 管理不要
2. 管理必要(管理内容:)

C. 特記事項
(その他に特別な配慮や管理が必要な事項がある場合には、医師が保護者と相談のうえ記載。対応内容は保育所が保護者と相談のうえ決定)

記載日 年 月 日
医師名
医療機関名
電話

アレルギー性鼻炎(あり・なし)

病型・治療

A. 病型
1. 通年性アレルギー性鼻炎
2. 季節性アレルギー性鼻炎(花粉症) 主な症状の時期: 春, 夏, 秋, 冬

B. 治療
1. 抗ヒスタミン薬・抗アレルギー薬(内服)
2. 鼻噴霧用ステロイド薬
3. 舌下免疫療法
4. その他

保育所での生活上の留意点

A. 屋外活動
1. 管理不要
2. 管理必要(管理内容:)

B. 特記事項
(その他に特別な配慮や管理が必要な事項がある場合には、医師が保護者と相談のうえ記載。対応内容は保育所が保護者と相談のうえ決定)

記載日 年 月 日
医師名
医療機関名
電話

●保育所における日常の取り組みおよび緊急時の対応に活用するため、本表に記載された内容を保育所の職員及び消防機関・医療機関等と共有することに同意しますか。
・同意する
・同意しない
保護者氏名＿＿＿＿＿＿＿＿

図1 保育所におけるアレルギー疾患生活管理指導表

(厚生労働省:保育所におけるアレルギー対応ガイドライン(2019年改訂版). 2019.(https://www.jpa-web.org/dcms_media/other/(別添2)保育所におけるアレルギー対応ガイドライン(2019改訂版).pdf〔閲覧日:2021.6.3〕)より)

表1 食物アレルギーの出現症状（複数回答）

症状	人数(%)
皮膚の症状	367(93.1)
目の症状	127(32.2)
鼻の症状	42 (10.7)
口の症状	100(25.4)
消化器の症状	116(29.4)
呼吸器の症状	69 (17.5)
ショック症状	48 (12.2)
その他	15 (3.8)
無回答	9(-)
総数	394 (100.0)

これまでに診断された403人中無回答9人を除く．出現症状は保護者が判断したもの
（東京都健康安全研究センター：アレルギー疾患に関する3歳児全都調査（令和元年度）報告書．2020．(https://www.fukushihoken.metro.tokyo.lg.jp/allergy/pdf/20203saiji_1.pdf〔閲覧日：2021.6.3〕）より引用改変）

表2 食物アレルギー発症の原因物質

(n＝1,706)

	0歳 (884)	1歳 (317)	2，3歳 (173)	4〜6歳 (109)	7〜19歳 (123)	≧20歳 (100)
1	鶏卵 57.6%	鶏卵 39.1%	魚卵 20.2%	果物 16.5%	甲殻類 17.1%	小麦 38.0%
2	牛乳 24.3%	魚卵 12.9%	鶏卵 13.9%	鶏卵 15.6%	果物 13.0%	魚類 13.0%
3	小麦 12.7%	牛乳 10.1%	ピーナッツ 11.6%	ピーナッツ 11.0%	鶏卵 小麦 9.8%	甲殻類 10.0%
4		ピーナッツ 7.9%	ナッツ類 11.0%	そば 魚卵 9.2%		果物 7.0%
5		果物 6.0%	果物 8.7%		そば 8.9%	

(今井孝成，他：消費者庁「食物アレルギーに関連する食品表示に関する調査研究事業」平成23年即時型食物アレルギー全国モニタリング調査結果報告．アレルギー2016：65；942-946.（https://www.jstage.jst.go.jp/article/arerugi/65/7/65_942/_pdf/-char/ja〔閲覧日：2021.6.3〕）より引用改変)

表3 食物アレルギー除去食提供の流れ（チェックシートの参考例）

作業前（朝の打ち合わせ）	・担任（保育士）は，除去食を提供する子どもが登園しているか確認し，調理員に伝える ・調理員は個人献立表を用いて，注意する食材，手順を確認する ・担任（保育士）と調理員は，複数で該当の子どもの登園と除去内容を個人献立表で確認する
仕込み	・除去食は最初に仕込む ・調理器具は洗剤で十分に洗う ・アレルゲンとなる食品のゆで汁やもどし汁などが他の食材につかないように注意する
調理	・除去食は最初に調理する ・使い捨て手袋は作業ごとに取り替える ・油は常に新しいものを用意する ・調理器具は洗剤で十分に洗う
盛り付け	・作業をするときは周囲を整理整頓する ・除去食は専用食器に最初に盛り付ける ・盛り付けたらすぐにラップをして，氏名，除去内容などを明記する ・できあがった除去食が個人献立表と合っているか確認する
配膳	・担任（保育士）と調理員は，子どもの氏名と除去内容が個人献立表と合っているか，複数で声出し・指差し確認する
保育室での配膳	・食器ラップの子どもの氏名と除去内容が個人献立表と合っているか確認する ・除去が目視で確認できる場合は，確かに除去されているか確認する ・配膳する子ども本人と除去食が合っているか確認し，専用トレイに配膳する

仕込み・調理・盛り付け時，調理員は常に食物アレルギー児一覧表，個人献立表を確認する

甲殻類（カニ，エビなど）などがあります（表2)[3]．食物アレルギーを疑ったときには医療機関で検査を受け，その診断をもとに，アレルゲンとなる食物を除去し，再開する時期について指導を受けます．除去食を行うときには，加工品に含まれる食品についても注意が必要です（表3)．また，成長期の子どもでは，除去した食べ物に代わる栄養（代替食）についても配慮が必要です．成長すると食べられる

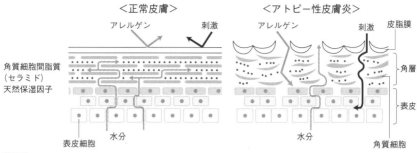

<正常皮膚>

アレルゲン　　　　刺激

角質細胞間脂質
（セラミド）
天然保湿因子

表皮細胞　　水分

<アトピー性皮膚炎>

アレルゲン　　　　刺激　　皮脂膜

角層

表皮

水分　　　角質細胞

図2　アトピー性皮膚炎のバリア機能障害

（独立行政法人環境再生保全機構：ぜん息悪化予防のための小児アトピー性皮膚炎ハンドブック. 2009. (https://www.erca.go.jp/yobou/pamphlet/form/00/pdf/ap024.pdf〔閲覧日：2021.6.3〕) を元に作図）

表4　保育所・幼稚園で発作を起こす原因と注意を要する場面

発作を起こす原因		注意を要する場面	
		日常	行事
吸入アレルゲン	ダニ，ハウスダスト，カビ，動物の毛やフケ，花粉など	昼寝，掃除など	お泊まり会などでの枕投げ，飼育当番など
食物アレルゲン	卵，牛乳，小麦，そば，甲殻類，果物など	おやつ，給食など	お泊まり会などでの食事，体験学習（そばづくり）など
スポーツ	陸上スポーツ（ランニング）など	運動遊びの時間，運動の時間など	運動会など
季節の変わり目　天候・温度変化	季節の変わり目，梅雨や台風，冷たい空気など	冬場の運動遊びや運動など	運動会など
においや煙	花火，スプレー，芳香剤など	手洗い場，トイレなど	花火など
ストレス・過労	友人関係，受験，転園など	園での生活全般	
呼吸器感染	かぜ，インフルエンザなど	園での生活全般	

（環境省総合環境政策局環境保健部企画課，文部科学省スポーツ・青少年局学校健康教育課監修：ぜん息をもつ児童生徒の健康管理マニュアル．公害健康被害補償予防協会，2003. より引用改変）

ようになったりするので，除去が必要な食品が変化したときは，生活管理指導表を出し直してもらいます．

2）アトピー性皮膚炎

　乳幼児期に湿疹からはじまり，皮膚がかさかさになり，かゆみを伴うようになる皮膚炎です（図2）[4]．子どもの場合，皮膚をかき壊して皮膚炎の症状が悪化したり，伝染性膿痂疹（とびひ）などの皮膚感染症を合併したりすることがあるため，注意が必要です．皮膚を清潔にし，**保湿薬やステロイド外用薬**などの塗り薬を症状別に使い分けます．

3）気管支喘息

　気管支喘息の発作は，アレルギー反応で気管支の平滑筋が収縮し，気道粘膜の炎症が起こり，気道が狭窄することによって呼気が延長し，**呼吸困難**の状態になります．その原因としては，ハウスダストやダニなどの**吸入アレルゲン**があげられます（表4）[5]．発作が起きたときには水分をとらせ，体を起こし，腹式呼吸をさせるようにします．水分が飲めなくなったり，苦しそうな咳や呼吸が続いたりするときには起座位にし，医療機関で吸入や点滴などの治療を受けます．

　発作が起きていないときの普段の生活も大切で，生活環境からアレルゲンとなるハウスダスト，ダ

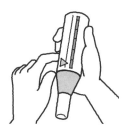
メーターの針を止まる
まで下げる

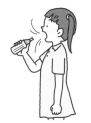
目盛りに指がかから
ないように持ち，大
きく息を吸い込む

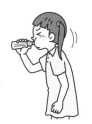
すばやく一気に吹く
（息を吐き切らなく
てよい）

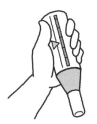
針の止まった目盛り
を読み取る

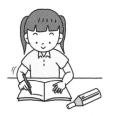
同じ要領で3回測定
する．一番高い数値
をピークフロー値と
して記録する

図3　ピークフロー
（日本小児アレルギー学会：小児の肺機能〔ピークフローモニタリング〕．小児気管支喘息治療・管理ガイドライン2005．協和企画．2005；
182-184．を元に作図）

ニなどをできるだけ取り除きます．ほこりを吸収する絨毯やぬいぐるみなどはなるべく置かないように
し，動物や観葉植物は屋内に入れないようにします．また，腹筋や皮膚を鍛えるようにし，息を吐
き出す練習として笛を吹いたり，年長児になったら**ピークフローメーター**を用いて自分の息を吐き出
す力を記録し，息を吐き出す力を上手にできるようにしたりします（図3）[6]．

4)花粉症

　くしゃみ，鼻水などの**アレルギー性鼻炎**の症状や，目がかゆくなる，涙が出るなどの**アレルギー性
結膜炎**をしばしば伴います．アレルゲンはスギ，ヒノキなどの花粉が飛散する春先が多いですが，ヨ
モギやブタクサなど秋から初冬にかけて飛散する草花も多くなっています．年長になってから突然発
症することが多いですが，最近は発症が**低年齢化**しています．症状をやわらげるために点鼻薬や点眼
薬，飲み薬がありますが，外出から帰宅したときにはうがいや手洗いも大切です．また，マスクや花
粉がつきにくい素材の衣類などを使用し，部屋の中へ花粉を持ち込まないように工夫します．

5)アナフィラキシー

　アレルギー反応のうち複数の臓器に症状が出るもので，重症になるとアナフィラキシーショックと
なり，命が危険になることもあります．**食物アレルギー**で起こすことが多いですが，**蜂**などに刺され
たときにも起こすことがあります．アナフィラキシーを疑ったときには，原因物質を取り除くため食
物のときは口をゆすぎ，皮膚や目についているときは洗い流し，蜂などに刺されたときは針を取り除
いて，経口薬を処方されている場合は服用させ，急いで救急医療機関に連れて行きます．症状が進行
するときは救急車を要請し，アドレナリンの自己注射製剤（エピペン®）を処方されている場合はエ
ペン®を打ち，足を高くして寝かせます．息苦しさを訴えたときには，迷わずにエピペン®を使用し
ます．エピペン®を処方されている子どもの保育をするときは，事前に職員に研修会を行って，全職
員が対応について心得ている状態にすることが大切です．

5 神経・筋疾患をもつ子どもの養護

　てんかんは，発作的にけいれんや**意識障害**，精神症状などを反復して起こすもので，脳に受けた外
傷や腫瘍などの病変後に起こるものもあれば，原因不明のこともあります．発作があり，脳波に発作
波が認められれば**抗けいれん薬**を服用します．服用によってけいれん発作が抑えられていれば，日常
生活には特に制限はありません．発作が起きたときの対応は，基本的には熱性けいれんのときと同じ
ですが，今までの発作がどのような症状だったかは，保護者面談で確かめておきます．

〔2020年度改訂〕

学校生活管理指導表　(小学生用)

年　月　日

氏名＿＿＿＿＿＿＿＿　男・女　＿＿年　月　日生(　)才　＿＿＿＿小学校　＿＿年　＿＿組

①診断名(所見名)	②指導区分 要管理：A・B・C・D・E 管理不要	③運動クラブ活動 (　　)クラブ 可(ただし、　　)・禁	④次回受診 (　)年(　)カ月後 または異常があるとき

医療機関＿＿＿＿＿＿＿＿
医　師＿＿＿＿＿＿＿＿　印

【指導区分：A…在宅医療・入院が必要　B…登校はできるが運動は不可　C…軽い運動は可　D…中等度の運動まで可　E…強い運動も可】

体育活動 ＼ 運動強度			軽い運動(C・D・Eは"可")	中等度の運動(D・Eは"可")	強い運動(Eのみ"可")
運動領域等 ＊体つくり運動	体ほぐしの運動遊び 多様な動きをつくる運動遊び	1・2年生	体のバランスをとる運動遊び (寝転ぶ、起きる、座る、立つなどの動きで構成される遊びなど)	用具を操作する運動遊び (用具を持つ、降ろす、回す、転がす、くぐるなどの動きで構成される遊びなど)	体を移動する運動遊び(這う、走る、跳ぶ、はねるなどの動きで構成される遊び) 力試しの運動遊び(人を押す、引く、運ぶ、支える、力比べで構成される遊び)
	体ほぐしの運動 多様な動きをつくる運動	3・4年生	体のバランスをとる運動 (寝転ぶ、起きる、座る、立つ、ケンケンなどの動きで構成される運動など)	用具を操作する運動 (用具をつかむ、持つ、回す、降ろす、なわなどの動きで構成される遊びなど)	体を移動する運動(這う、走る、跳ぶ、はねるなどの動きで構成される運動) 力試しの運動(人を押す、引く動きや力比べをする動きで構成される運動) 基本的な動きを組み合わせる運動
	体ほぐしの運動 体力を高める運動	5・6年生	体の柔らかさを高める運動(ストレッチングを含む)、軽いウォーキング	巧みな動きを高めるための運動 (リズムに合わせての運動、ボール・輪・棒を使った運動)	動きを持続する能力を高める運動(短なわ、長なわ跳び、持久走) 力強い動きを高める運動
陸上運動系	走・跳の運動遊び	1・2年生	いろいろな歩き方、ゴム跳び遊び	ケンパー跳び遊び	全力でのかけっこ、折り返しリレー遊び 低い障害物を用いてのリレー遊び
	走・跳の運動	3・4年生	ウォーキング、軽い立ち幅跳び	ゆっくりとしたジョギング、軽いジャンプ動作(幅跳び・高跳び)	全力でのかけっこ、周回リレー、小型ハードル走 短い助走での幅跳び及び高跳び
	陸上運動	5・6年生			全力での短距離走、ハードル走 助走をした走り幅跳び、助走をした走り高跳び
ボール運動系	ゲーム、ボールゲーム・鬼遊び(低学年) ゴール型・ネット型・ベースボール型ゲーム(中学年)	1・2年生	その場でボールを投げたり、ついたり、捕ったりしながら行う的当て遊び	ボールを蹴ったり止めたりして行う的当て遊びや蹴り合い 陣地を取り合うなどの簡単な鬼遊び	ゲーム(試合)形式
		3・4年生	基本的な操作 (パス、キャッチ、キック、ドリブル、シュート、バッティングなど)	簡易ゲーム (場の工夫、用具の工夫、ルールの工夫を加え、基本的操作を踏まえたゲーム)	
	ボール運動	5・6年生			
器械運動系	器械・器具を使っての運動遊び	1・2年生	ジャングルジムを使った運動遊び	雲梯、ろく木を使った運動遊び	マット、鉄棒、跳び箱を使った運動遊び
	器械運動 マット、跳び箱、鉄棒	3・4年生 5・6年生	基本的な動作 マット(前転、後転、壁倒立、ブリッジなどの部分的な動作) 跳び箱(開脚跳びなどの部分的な動作) 鉄棒(前回り下りなどの部分的な動作)	基本的な技 マット(前転、後転、開脚前転・後転、壁倒立、補助倒立など) 跳び箱(短い助走での開脚跳び、抱え込み跳び、台上前転など) 鉄棒(補助逆上がり、転向前下り、前方支持回転、後方支持回転など)	連続技や組合せの技
水泳系	水遊び	1・2年生	水に慣れる遊び (水かけっこ、水につかっての電車ごっこなど)	浮く・もぐるなどの運動遊び (壁につかまっての伏し浮き、水中でのジャンケン・にらめっこなど)	水につかってのリレー遊び、バブリング・ボビングなど
	水泳運動	3・4年生	浮く運動(伏し浮き、背浮き、くらげ浮きなど) 泳ぐ動作(ばた足、かえる足など)	浮く動作(け伸びなど) 泳ぐ動作(連続したボビングなど)	補助具を使ったクロール、平泳ぎのストロークなど
		5・6年生			クロール、平泳ぎ
表現運動系	表現リズム遊び	1・2年生	まねっこ遊び(鳥、昆虫、恐竜、動物など)	まねっこ遊び(飛行機、遊園地の乗り物など)	リズム遊び(弾む、回る、ねじる、スキップなど)
	表現運動	3・4年生	その場での即興表現	軽いリズムダンス、フォークダンス、日本の民踊の簡単なステップ	変化のある動きをつなげた表現(ロック、サンバなど)
		5・6年生			強い動きのある日本の民踊
雪遊び、氷上遊び、スキー、スケート、水辺活動			雪遊び、氷上遊び	スキー・スケートの歩行、水辺活動	スキー・スケートの滑走など
文化的活動			体力の必要な長時間の活動を除く文化活動	右の強い活動を除くほとんどの文化活動	体力を相当使って吹く楽器(トランペット、トロンボーン、オーボエ、バスーン、ホルンなど)、リズムのかなり速い曲の演奏や指揮、行進を伴うマーチングバンドなど
学校行事、その他の活動			▼運動会、体育祭、球技大会、新体力テストなどは上記の運動強度に準ずる。 ▼指導区分、"E" 以外の児童の遠足、宿泊学習、修学旅行、林間学校、臨海学校などの参加について不明な場合は学校医・主治医と相談する。 ▼陸上運動系・水泳系の距離(学習指導要領参照)については、学校医・主治医と相談する。		

その他注意すること

定義
《軽い運動》同年齢の平均的児童にとって、ほとんど息がはずまない程度の運動。
《中等度の運動》同年齢の平均的児童にとって、少し息がはずむが息苦しくない程度の運動。パートナーがいれば楽に会話ができる程度の運動。
《強い運動》同年齢の平均的児童にとって、息がはずみ息苦しさを感じるほどの運動。心疾患では等尺運動の場合は、動作時に歯を食いしばったり、大きな掛け声を伴ったり、動作中や動作後に顔面の紅潮、呼吸促迫を伴うほどの運動。
＊新体力テストで行われるシャトルラン・持久走は強い運動に属することがある。

図4　学校生活管理指導表

(日本学校保健会：〔2020 年度改訂〕学校生活管理指導表(小学生用). 2020. (https://www.hokenkai.or.jp/kanri/kanri_kanri.html〔閲覧日：2021.7.29〕)より)

6　先天性心疾患をもつ子どもの養護

母体内で妊娠初期に心臓に障害が起きると先天性心疾患となります. 最も多いのは心臓の右心室と左心室の間を隔てる心室中隔(しんしつちゅうかく)に生まれつき穴があいている**心室中隔欠損症**で, これは自然閉鎖することもありますが, 心不全になると手術を行わなければなりません. 心不全があるときには, 水分制限をしたり利尿薬(りにょうやく)を飲んだりしますが, 根治(こんち)手術をして症状が改善すれば通常の生活ができます. 全身に酸素が十分に行きわたらない**チアノーゼ型心疾患**では, 泣いたり動き回ったりするとチアノーゼが悪化することがありますが, そのときは落ち着くまでうずくまる姿勢にします. 夏季など気温が高くなると体調が悪くなるので, 室温に注意します. 先天性心疾患の種類や程度によっては運動制限をする必要があるため, 医師の診断のもと, **学校生活管理指導表**を作成してもらいます(**図4**)[7]. 手術が予定されている場合は, その前に感染症を起こすと予定を変更しなければならなくなるので, 施設内で流行を認めている感染症の情報は早めに伝えます. 手術前に発育が十分でなかったときには, 手術後に症状が改善していても, 活動量は徐々に年齢相当にするように配慮します.

7　腎・泌尿器疾患をもつ子どもの養護

1)糸球体(しきゅうたい)腎炎

急性では, 溶連菌(ようれんきん)感染後, 血尿, 蛋白尿, 高血圧が起こる疾患です. 急性期に乏尿(ぼうにょう)(尿の排泄量が低下した病態)が認められるときには, 安静のため入院します.

慢性では，紫斑病性腎炎，IgA腎症などがあり，学校検尿で血尿，蛋白尿が見つかって診断されたりします．適正な治療が行われないと腎不全になることがあるので，定期的な通院が必要です．

2）ネフローゼ症候群

高度の浮腫，高度の蛋白尿を認める疾患で，多くは原因不明です．治療ではステロイド薬を長期に投与することがありますが，感染症にかかりやすくなるため，集団生活では配慮が必要になることがあります．

8 血液疾患をもつ子どもの養護

1）貧血

貧血とは，赤血球に含まれる血色素（ヘモグロビン）の濃度が減少した状態をいいます．貧血の原因には，出血，産生障害，溶血の3種類があり，最も多いのが血色素のヘモグロビンの主成分である鉄の欠乏による**鉄欠乏性貧血**です．乳児では，低出生体重児や早産児で生まれたときや離乳食が順調に進まなかったときにしばしば認められます．

2）血友病

先天的に**凝固因子**が欠乏している遺伝性の疾患で，**男の子に発症**します．運動量の増加に伴って，関節内や筋肉内に出血が起こりやすいため，定期的に凝固因子の補充を行います．凝固因子は血管内に投与しなければならないため，幼少時は血管が見えにくく注射がしにくいことから処置が難しいですが，**家庭注射**（家族や自己で注射を行うこと）ができるようになると，病院に行く回数が減り，運動がしやすくなります．運動をすることで筋力を高め，また関節を保護して出血を減らすことができるため，定期的に運動することが大切です．

3）血小板減少性紫斑病

何らかの原因で血小板を破壊する抗体ができて，血小板が減少し，**出血斑や紫斑**を生じます．子どもの場合は**急性型**が多く6か月以内に治ることが多いですが，**慢性型**となった場合は治療を続けなければならないときもあります．出血しやすいときには，転んで頭などを打ったりしないように環境に気をつけます．

9 代謝・内分泌疾患をもつ子どもの養護

1）糖尿病

子どもに多い1型の糖尿病は，生活習慣が原因の大人の2型と異なり，インスリンが欠如しているため定期的にインスリンを**皮下注射**しないと高血糖になってしまいます．年長児より自己注射の指導を行いますが，集団生活をしているときには，落ち着いて注射できる保健室などの場所を提供し，手洗いをして清潔に注射できるように配慮します．最近は皮下に持続的にインスリンを入れるインスリンポンプで投与することが多くなりましたが，衝撃により器具が損傷したりしないようにします．インスリンの皮下注射を行っている場合には，時に低血糖になり顔色が悪くなって倒れてしまうことがあります．そのときには早めにジュースを飲ませるか，ビスケットや飴など血糖を上げるものを食べさせます．他の子どもには健康のために飲んだり食べたりする必要があることをあらかじめ説明して，誤解を受けないよう配慮をしておきます．低血糖症状がひどくなり，自分で糖分を摂ることができないときは，処方されているブドウ糖薬（粉末，ゼリータイプ）を口の中に入れ救急車を要請します．症状が改善しないときには，点鼻薬（バクスミー®）が処方されていることもあります．体調が変化し

糖尿病患児の治療・緊急連絡法等の連絡表

学校名　　　　年　　組　　　　記載日　平成　　年　　月　　日
医療機関
氏名　　　　男・女　　　　医師名　　　　印
生年月日　昭和・平成　　年　　月　　日　　　　電話番号

要管理者の現在の治療内容・緊急連絡法

診断名　① 1型（インスリン依存型）糖尿病　② 2型（インスリン非依存型）糖尿病

現在の治療
1. インスリン注射：　1日　　回　　　昼食前の学校での注射（有・無）
学校での自己血糖値測定　（有・無）
2. 経口血糖降下薬：　薬品名（　　　　）学校での服用　（有・無）
3. 食事・運動療法のみ
4. 受診回数　　回／月

緊急連絡先　**保護者**　氏名　　　　自宅TEL
勤務先（会社名　　　　TEL　　　　）
主治医　氏名　　　　施設名　　　　TEL

学校生活一般:基本的には健常児と同じ学校生活が可能である

1. **食事に関する注意**
学校給食　①制限なし　②お代わりなし　③その他（　　　　）
宿泊学習の食事　①制限なし　②お代わりなし　③その他（　　　　）
補食　①定時に（　　時　食品名　　　　）
②必要なときのみ　（どういう時　　　　）
（食品名　　　　）
③必要なし
2. **日常の体育活動・運動部活動について**
「日本学校保健会　学校生活管理指導表」を参照のこと
3. **学校行事（宿泊学習、修学旅行など）への参加及びその身体活動**
「日本学校保健会　学校生活管理指導表」を参照のこと
4. **その他の注意事項**

低血糖が起こったときの対応＊

程度	症状	対応
軽度	空腹感、いらいら、手がふるえる	グルコース錠2個（40kcal=0.5単位分。入手できなければ、スティックシュガー10g）
中等度	黙り込む、冷汗・蒼白、異常行動	グルコース錠2個（あるいは、スティックシュガー10g） さらに多糖類を40～80kcal（0.5～1単位分）食べる。 （ビスケットやクッキーなら2～3枚、食パンなら1/2枚、小さいおにぎり1つなど） 上記補食を食べた後、保健室で休養させ経過観察する。
高度	意識障害、けいれんなど	保護者・主治医に緊急連絡し、救急車にて主治医または近くの病院に転送する。救急車を待つ間、砂糖などを口内の頬粘膜になすりつける

＊軽度であっても低血糖が起こったときには、保護者・主治医に連絡することが望ましい。

図5　糖尿病患児の治療・緊急連絡法等の連絡表
（日本学校保健会：糖尿病患児の治療・緊急連絡法等の連絡表.（http://www.hokenkai.or.jp/kanri/pdf/kanri_03.pdf〔閲覧日：2021.6.3〕）より）

たときの対応や緊急連絡先などを連絡表に記入して，保存しておきましょう（図5）[8]．

2）成長ホルモン分泌不全性低身長症

発育曲線で3パーセンタイル値未満または−2SD未満の低身長のときには，その原因を医療機関で調べる必要があります．成長ホルモンの分泌不全が原因の場合は，**成長ホルモン**を毎日**皮下注射**します．低身長であるだけで，その他の発育や発達には問題がないことが多いため，負い目に感じないような配慮が必要です．

3）性的マイノリティ（LGBTs）

LGBTとは，Lesbian（レズビアン，女性同性愛者），Gay（ゲイ，男性同性愛者），Bisexual（バイセクシュアル，両性愛者），Transgender（トランスジェンダー，性別越境者）の頭文字をとった単語で，性的マイノリティ（少数者）の総称のひとつです．LGBT以外にも様々な人たちがいるので，LGBTsということが多くなりました．なかには，思春期以降に性ホルモンによる治療を受けたりすることがあります．集団生活で精神的なストレスを感じることも多く，特に子どもの頃からの配慮が大切です．

10 悪性新生物（悪性腫瘍，小児がん）をもつ子どもの養護

　子どもの死因として，先天奇形や不慮の事故と並んで上位にある疾患です．子どもの悪性新生物は，最近の医療の進歩によって，成人と比べ根治できる可能性が高くなっていますが，治療が長期にわたるため成長や学業，後遺症，家族への配慮が必要です．治療をしながら学校などで集団生活をする場合は，免疫低下によって感染症にかかりやすくなっているため，感染力の強い感染症を発症した子どもがいたときには，早めに保護者に連絡します．日光にあたると皮膚症状が悪化する可能性がある場合は，屋外での活動を制限することもあります．治療が終了しているときには，日常生活の制限は特に必要ないことが多いです．治療の副作用で脱毛や体型の変化があるときもあり，周囲からの不用意な言葉で傷つくことがないよう配慮する必要があります．また，最近は子どもに病名を知らせる場合もありますが，知らされていないこともあるため，本人やきょうだい，友人に対しても細心の注意をはらいます．

11 心身症の子どもの養護

　心身症とは，身体異常がありながら，身体の治療だけでなく，心理的問題や生活上の問題も対応しないと治らない疾患のことです．学童期や思春期に出やすいですが，就学前でもみられることがあります．子どもの場合は，成長発達期であるため心理的ストレスが心身両面に影響しやすいです．

1）チック

　心理的な要因で出現するくせで，まばたき，首を振る，咳払い，鼻をならす，顔をしかめるなどの動作を反復して行います．緊張したり注意されたりすると激しくなるため，安心させながら見守ることが大切です．

2）神経性頻尿

　トイレに何回も行く頻尿がありますが，頻繁にトイレに行くのみで，尿量は多くなく排尿痛もありません．腎臓や膀胱の疾患ではなく，精神的な不安やストレスが原因となって起きるため，夢中になることがある場合や夜間の寝ている間には頻尿はみられません．時間の間隔を示しながら，トイレに行かなくても大丈夫と安心させることが大切です．

文献

1）厚生労働省：保育所におけるアレルギー対応ガイドライン（2019 年改訂版）．2019.（https://www.jpa-web.org/dcms_media/other/（別添 2）保育所におけるアレルギー対応ガイドライン（2019 改訂版）.pdf〔閲覧日：2021.6.3〕）
2）東京都健康安全研究センター：アレルギー疾患に関する 3 歳児全都調査（令和元年度）報告書．2020.（https://www.fukushi-hoken.metro.tokyo.lg.jp/allergy/pdf/20203saiji_1.pdf〔閲覧日：2021.6.3〕）
3）今井孝成，他：消費者庁「食物アレルギーに関連する食品表示に関する調査研究事業」平成 23 年即時型食物アレルギー全国モニタリング調査結果報告．アレルギー 2016：65；942-946.（https://www.jstage.jst.go.jp/article/arerugi/65/7/65_942/_pdf/-char/ja〔閲覧日：2021.6.3〕）
4）独立行政法人環境再生保全機構：ぜん息悪化予防のための小児アトピー性皮膚炎ハンドブック．2009.（https://www.erca.go.jp/yobou/pamphlet/form/00/pdf/ap024.pdf〔閲覧日：2021.6.3〕）
5）環境省総合環境政策局環境保健部企画課，文部科学省スポーツ・青少年局学校健康教育課 監修：ぜん息をもつ児童生徒の健康管理マニュアル．公害健康被害補償予防協会．2003.
6）日本小児アレルギー学会：小児の肺機能〔ピークフローモニタリング〕．小児気管支喘息治療・管理ガイドライン 2005．協和企画．2005：182-184.
7）日本学校保健会：〔2020 年度改訂〕学校生活管理指導表（小学生用）．2020.（https://www.hokenkai.or.jp/kanri/kanri_kanri.html〔閲覧日：2021.7.29〕）
8）日本学校保健会：糖尿病患児の治療・緊急連絡法等の連絡表．（http://www.hokenkai.or.jp/kanri/pdf/kanri_03.pdf〔閲覧日：2021.6.3〕）

第5章

保育で必要な
保健的対応を知ろう

④ 障害のある子どもへの対応

POINT!

● 障害のある子どもの保育や援助で留意することを理解する
● 医療的ケア児への対応を理解する
● 様々な障害のある子どもへの対応を理解する

1 慢性疾患児や障害児の保育における保健的対応

慢性疾患児や障害児の保育では個別的な対応とともに，集団生活における対応が必要となります．個別的な対応では，保護者との面談や主治医からの意見書を参考に行いますが，疾患や障害の情報と受けている医療や福祉の情報も確認します．保育においては，担当者を手厚く配置する必要が出てきます．また，嘱託医，保健師，臨床心理士，理学療法士，言語療法士，栄養士，ソーシャルワーカーなど多職種の協力と連携も大切になります．

集団生活における対応では，感染症における配慮，事故の危険性における配慮，子どもたち同士の関係における配慮などが必要になります．一般的には，集団生活においては，子ども同士の関わりにより，子どもの発達を促す影響がみられることが多いですが，そのためには，通常の子どもたちの理解を促すような取り組みも大切になります．

2 医療的ケア児の養護

医療的ケア児とは，日常的に痰の吸引や経管栄養，気管切開部の衛生管理，酸素投与，導尿などの医療行為を要する子どものことです．医療的ケアには表1¹⁾のような種類があります．●が付いているケアは研修を受けた保育士・教員が行える医療的ケアで，それ以外は看護師などの医療的処置が可能な専門職が行います．

経管栄養，鼻腔・口腔・気管内吸引は，看護師以外にも研修を受けた保育士・教員が行えますが，家族からの委託になるため，誰がどのように行うかの確認が必要となります．導尿が必要な場合は，保育所の看護師が行うか，派遣看護師が行うか，家族が行うかの確認をし，保育者はその依頼をします．在宅酸素療法を行っているときには，体調が変化した際や災害が起きた際の緊急時の対応を確認しておきます．また，集団生活のため周囲の子どもにどのように説明，指導していくかの情報共有も大切です．

3 医療的ケア児の在宅医療支援

慢性的な疾患や障害のある子どもには継続した治療管理が必要ですが，患者自身あるいは家族の介護を受けて家庭生活を送りながら進める医療を，在宅医療といいます．医師の指導のもと，家庭で行う介護行為の種類は年々増えていますが，在宅医療を行う条件としては，病状が安定していること，

表1 医療的ケアの例

栄養	●経管栄養(鼻腔に留置されている管からの注入)
	●経管栄養(胃ろう)
	●経管栄養(腸ろう)
	経管栄養(口腔ネラトン法)
	IVH 中心静脈栄養
呼吸	●口腔・鼻腔内吸引(咽頭より手前まで)
	口腔・鼻腔内吸引(咽頭より奥の気道)
	経鼻咽頭エアウェイ内吸引
	●気管切開部(気管カニューレ内)からの吸引
	気管切開部(気管カニューレ奥)からの吸引
	気管切開部の衛生管理
	ネブライザーなどによる薬液(気管支拡張剤など)の吸入
	経鼻咽頭エアウェイの装着
	酸素療法
	人工呼吸器の使用
排泄	導尿(介助)

●:研修を受けた保育士・教員が行える医療的ケア
(文部科学省初等中等教育局特別支援教育課:学校における医療的ケアの必要な児童生徒等への対応について. 2017. (https://www.mhlw.go.jp/file/06-Seisakujouhou-12200000-Shakaien-gokyokushougaihokenfukushibu/0000147112.pdf〔閲覧日:2021.6.4)より引用改変)

家族や地域の**支援システム**が整っていることが重要です. 在宅医療を行う子どもが増加するにつれ, 家庭だけでなく保育所, 幼稚園, 学校で, 家族以外の介護で集団生活ができるようにする取り組みも進められています. 一人ひとりを大切にする**インクルーシブ保育・教育**を行うことを推進するために, 看護師を派遣している自治体もあり, 口腔内吸引, 自己導尿の介助, 経管栄養などの**医療的ケア**も, 研修を受けた教職員の参加が認められるようになりました.

4 肢体不自由児の養護

　肢体不自由の原因には, 脳性麻痺の他, 神経疾患, 筋疾患, 整形外科的な疾患があります. 歩行は可能ですが困難を伴う場合や片麻痺, 下肢が動かない, 姿勢の保持が難しいなど, 様々な障害の程度があります. それぞれの障害に応じて支援や配慮しなければならないことが異なりますが, 子どもが現在もっている能力を最大限に活かし, なおかつ二次障害を生み出さないようにすることが大切です. 特に, 自分で移動や運動が困難な子どもの場合は正しい姿勢の保持が大切で, 骨や関節の変形, **拘縮**が進行しないように注意する必要があります.

　また, 着替えやオムツ替えのときに, 簡単に脱臼や骨折を起こすこともあります. 衣服の着替えではなるべく前あきのものを用い, 一度で着られるように下着と上着の袖をあらかじめ通しておくように準備しておきます. 片方の手や足が不自由な場合は**着患脱健**という方法で, 脱がせるときには動きのよいほうから脱がせ, 着せるときには動きの悪いほうから着せるようにします. 体重があって抱き上げるのが難しい子どもの場合, 寝返りの回数をなるべく少なくするようにして, 片側に寝返りさせて片側の衣服を脱がせた後, その片側に清潔な衣服を着せ, 反対側に寝返りさせてもう片側の衣服を脱がせて衣服を取り除き, 残った片側の清潔な衣服を着させるという方法で着替えさせます.

寝たきりの子どもの場合，同じところがずっと床に接触していると，皮膚に褥瘡(床ずれ)ができることがあります．予防するためには一定時間で体位を変換し，皮膚を清潔にしてときどきマッサージを行い，皮膚に変色しているところがないかよく観察します．気になるところが見つかった際は，早めに治療をします．

　食べる機能に障害のある子どもへの食事介助では，特に姿勢に注意します．椅子に座らせたり，抱っこしたりして介助します．その場合，首・体・腰が正面を向き，上体を起こし，体と床との角度を45°とし，首はやや前屈，頭と床が直角になるようにします．

　食材は，嚥下機能に合わせた形状にします．水分のほうが誤嚥しやすいので，水分と固形物は別々に食べさせるようにし，1口ずつ口に入れます．むせやすい場合は，とろみ調整剤を用います．とろみ調整剤は，スプーンでかき混ぜながら水分を少しずつ混ぜることで，塊をつくらずに溶かすことができます．

5　呼吸障害児の養護

　呼吸障害や心疾患で酸素が足りない状態のときには，**酸素療法**を行います．酸素マスクと鼻腔カニューレで酸素を投与しますが，子どもの場合，自分ではずしてしまうこともあるため，十分な酸素を吸っているか確認する必要があります．慢性疾患の場合，酸素供給装置を自宅に置いて**在宅酸素療法**を行うこともあります．このとき，酸素が出ている近くで発火の危険があるものを使用しないように注意します．また，マスクやカニューレがずれていたりチューブを圧迫したりすると酸素が送れなくなるため，寝ているときにはときどき確認をします．また，災害時に酸素の供給が停止したときの対応も考えておく必要があります．人工呼吸器を使用しているときには，機器の故障や停電時の対応についても確認しておく必要があります．

6　嚥下障害児の養護

　脳性麻痺や神経疾患，喉頭部の動きが悪く痰を自分で出すことがうまくできない場合は，定期的に**鼻腔内吸引**，**口腔内吸引**が必要になります．食べたときに誤嚥をする可能性があるときには，**気管切開**をして気管内吸引を定期的に行います．気管切開をした部位には気管カニューレを入れ，カフで気管から抜けないようにします(図1)．吸引器に接続したカテーテルを鼻腔・口腔・気管カニューレに入れ，痰や唾液，鼻汁を吸引しますが，カテーテルを挿入しているときには先端が粘膜にはり付かないよう吸引器の圧が伝わらないようにし，吸引したいところまで挿入してから吸引圧をかけるようにします(図2)．また，感染を予防するためきちんと手洗いをしてから行い，吸引をするたびに清潔な蒸留水でカテーテルの内腔を洗浄するようにします．

7　視覚障害児の養護

　視覚障害には，**視力障害**の他に視野障害や片眼のみの障害があり，また視力障害も**全盲**から**弱視**まで様々で，さらには出生時からの障害か中途からの障害かによっても，配慮の仕方が異なります．弱視の場合は，拡大鏡を使ったりすれば普通学級で学習できることもありますが，どの程度日常生活で見えるか，周囲の理解が十分でないと行動が消極的になってしまうこともあります．明るいところでは見えても暗くなるとはっきりしない場合や，視野障害や片眼障害の場合，視線が異常に見えてしま

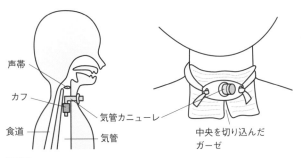

声帯
カフ
食道
気管カニューレ
中央を切り込んだ
ガーゼ
気管

図1 気管切開とカニューレの固定

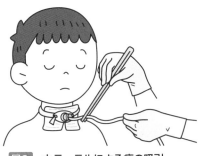

図2 カテーテルによる痰の吸引
カテーテルを入れるときは手で押さえて圧がかか
らないようにし，抜くときに手を離して吸引する

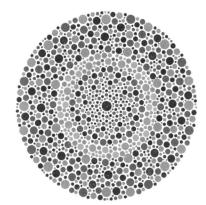

図3 石原色覚検査表Ⅱ
リングの切れ目の部位を答えてもらう．なお，実際の検
査表はカラーであり，この転載図は色覚検査に使用でき
ない（石原色覚検査表Ⅱ．半田屋商店，2013．著作権を
有する公益財団法人 一新会から許可を受けて転載）

表2 色覚異常の場合に識別しにくい配色

1型色覚	2型色覚			
		赤	緑	
		オレンジ	黄緑	
		緑	茶	
		青	紫	
		ピンク	白	灰
		緑	灰	黒
		赤	黒	
		ピンク	青	

ったり，遠近感覚をつかめず障害物につまずいてしまったりします．全盲の場合でも，身のまわりの
ことは自分でできるように健常者が誘導することも大切です．

また，視覚障害には色の判別に障害のある**色覚異常**もあります．色覚の種類により分類され，最も
多いのは赤緑色覚異常です（図3，表2）．

・1型2色覚：青／緑と赤／緑を識別しにくい
・2型2色覚：赤／紫と緑／紫を識別しにくい

色覚異常は，日常生活ではほとんど問題のないことが多いですが，グラフなどの図を提示する場合
は，明暗や線の形，色の塗り方など色以外の情報も使って説明する工夫が必要です．

8 聴覚障害児の養護

聴覚障害では，補聴器で音を聞くことができる障害と全く音がわからない障害があり，また出生時
からの障害か中途からの障害かによっても配慮の仕方が異なります．聴覚障害がある場合は，聴覚以
外のコミュニケーションの仕方，例えば**手話や指文字，筆談**など，個々に応じたコミュニケーション
の手段に配慮する必要があります．

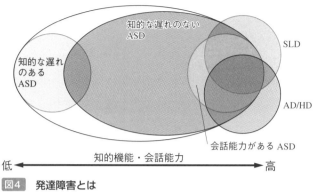

図4　発達障害とは
AD/HD：注意欠如多動症　ASD：自閉スペクトラム症　SLD：限局性学習症

9 発達障害児の養護

　発達障害とは，様々な原因による脳の機能障害で，乳幼児期にその症状が表れるものです(図4)．ただし，医学的観点か福祉的観点かで，定義に含まれる障害の範囲に多少の違いがあります．

　医学的には，知的障害，行動障害，情緒障害，身体的障害，広汎性発達障害，特異的発達障害など広範囲な障害が含まれますが，2005年に施行された「発達障害者支援法」では，身体的障害，知的障害，精神障害を除いた「自閉症，アスペルガー症候群その他の広汎性発達障害，その他これに類する脳機能の障害であってその症状が通常低年齢において発現するもの」となっています．この「発達障害者支援法」では，知的障害を伴わない発達障害は「軽度発達障害」とよんでいましたが，2007年からは，知的障害の有無に関わらず「発達障害」とよぶようになりました．2016年の法改正で，乳幼児期から高齢期まで切れ目のない支援を行い，教育・福祉・医療・労働などが緊密に連携することになりました．今後，保育所，幼稚園，小学校での支援は連続的に行う必要性が求められます．

1)知的障害

　発達期の18歳未満に発症し，適応行動が年齢基準より明らかに低いことが診断の基準です．原因疾患は様々なため，それぞれの遅れに合わせた対応が必要です．知能指数(IQ)が70以下であることが診断基準となっていますが，その後の教育で社会生活指数(SQ)を上げることができます．したがって，保育においては，個別に社会生活に必要なことを身につけるように支援するとともに，集団生活においては，自尊感情を大切にしながら，活動範囲を広げていくことが大切です．

2)自閉スペクトラム症(自閉症スペクトラム障害)(ASD：autism spectrum disorder)

　従来，自閉症の特性をもつ障害は，自閉症(カナー症候群)の他，アスペルガー症候群，広汎性発達障害などに分けられていました．典型的な自閉症は，知的障害を伴い，言語発達の遅れ，相互的なコミュニケーションをとるのが難しいなどが特徴で，アスペルガー症候群は言語・知的発達の遅れがなく，比較的コミュニケーションが取りやすいという特徴がありました．しかし，対人関係の難しさやこだわりの強さなど，自閉傾向を連続的にもつという共通した特徴を認めることから，現在では自閉スペクトラム症(自閉症スペクトラム障害)と統一されました．治療の基本的な考え方は共通していますが，一人ひとりの特性を理解したサポートの重要性が着目されるようになってきています．自閉スペクトラム症では，作業手順を言葉ではなく絵や写真で示すようにし，パニックに陥ったときには気持ちを落ち着けられる空間を用意します．また，**感覚過敏**があることが多く，不快な音や触られ方があるため，一人ひとりの特性をよく知っておくことが大切です．自閉スペクトラム症では，空間，手

〈 空間の「構造化」〉
場所に意味づけをし，その意味をシンボルカードにして示す
（「○○する場所」というルールを設ける）

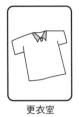
更衣室

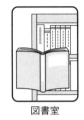
図書室

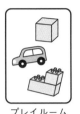
プレイルーム

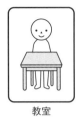
教室

〈 手順の「構造化」〉
作業をする際の手順，トイレの使い方や入浴の手順
など，様々な動作を細かい段階に分けて示した手順
書を提示する

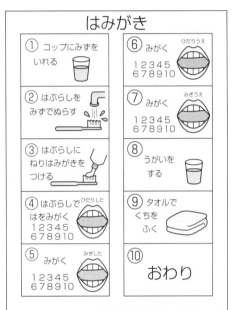

〈 時間の「構造化」〉
1日のスケジュール（時間割），1週間のスケジュー
ル（曜日ごと），1か月のスケジュールを決めておき，
提示する

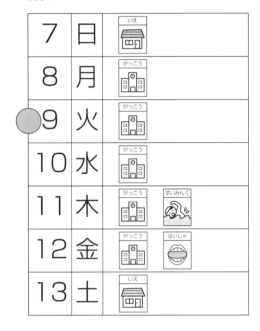

図5 発達障害児に対する環境の構造化

順，時間を整理して順序立てて行う，**環境の構造化**が大切です（図5）．集団生活においては，対人関係がスムーズにいくような生活習慣を身につけて，自己肯定感が育つような支援も必要です．

3）注意欠如多動症（AD/HD：attention deficit/hyperactivity disorder）

従来，注意欠陥/多動性障害（AD/HD）ともよばれ，年齢あるいは発達に不釣り合いな，**多動性，不注意，衝動性**で特徴づけられる発達障害です．AD/HD は集団における同調行動が苦手なため，学校で問題となって自尊感情を傷つけられることによる二次障害が起こらないように配慮する必要があります．薬物療法の他，しつけを系統的に行う行動療法や環境整備が大切です．

4）限局性学習症（SLD：specific learning disorder）

従来は学習障害ともよばれ，知的発達の遅れはないものの，聞く，話す，読む，書く，計算する，推論する能力のいずれかに**困難**がある状態です．脳の**機能性障害**によるものと思われますが，学校教育での個別的な配慮が必要となります．

📖 文献 ···

1）文部科学省初等中等教育局特別支援教育課：学校における医療的ケアの必要な児童生徒等への対応について．2017.〔https://www.mhlw.go.jp/file/06-Seisakujouhou-12200000-Shakaiengokyokushougaihokenfukushibu/0000147112.pdf〔閲覧日：2021.6.4〕〕

 話し合ってみよう！

・慢性疾患をもつ子どもが，集団生活をする際に配慮することを考えてみましょう

・医療的ケアの必要な子どもが，集団生活をする際に配慮することを考えてみましょう

課題 1 場面に応じた手洗いの方法を実習してみよう

子どもの保健の基本的知識や現場で出合う様々な保育課題を質問形式にしています．講義ページとあわせて学習しましょう．

・作業前に手洗いするとき
・作業途中に簡単に手洗いするとき
・オムツを替えたとき
・ミルクを与えるとき
・食事の準備をするとき

 課題 2 月齢に応じたオムツの当て方を実習してみよう

・紙オムツ
・布オムツ
・トレーニングパンツ
・股関節の開きが悪い乳児

 課題 3 月齢に応じた保清方法について考えてみよう

・首がすわらない乳児の沐浴
・首はすわっているが，おすわりができない乳児の沐浴
・つかまり立ちできる乳児の沐浴
・洗顔だけをする場合
・オムツかぶれがある場合
・入浴ができないため，身体を清拭する場合

 課題 4 月齢に応じた着替えの方法について考えてみよう

・寝返りをしない乳児
・寝返りするようになった乳児
・離乳食を開始した乳児
・はいはいをするようになった乳児
・つたい歩きをするようになった乳児
・トイレットトレーニングをしている幼児

課題 5 乳幼児の発達に応じた歯磨きを考えてみよう

　　　　　・乳臼歯が生えてきたとき
　　　　　・乳歯が生え揃ったとき
　　　　　・永久歯に生え変わるとき

 課題 6 月齢に応じた抱っこの仕方，おんぶの仕方を実習してみよう

　　　　　・首がすわっていないときの抱っこの仕方
　　　　　・首はすわっているがおすわりがまだできないときの抱っこの仕方
　　　　　・おすわりはできるが歩行ができないときのおんぶの仕方
　　　　　・歩行ができるようになったときのおんぶの仕方

課題 7 発達に応じたおもちゃを考え，安全チェックをしてみよう

※解答(例)は p.152

以下の年齢にはどのようなおもちゃが適しているか，考えてみよう

1) 0 ～ 3 か月
2) 3 ～ 6 か月
3) 6 ～ 9 か月
4) 9 か月～ 1 歳 6 か月
5) 1 歳 6 か月以降

A
- ●手押し車，カタカタ
- ●電話
- ●プルトーイ

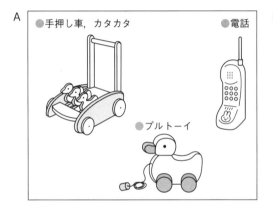

B
- ●オルゴールメリー
- ●パイルのぬいぐるみ
- ●ガラガラ

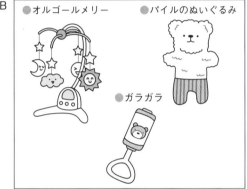

C
- ●おきあがりこぼし
- ●歯がため
- ●布製のボール

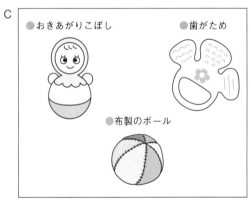

D
- ●大きめのぬいぐるみ
- ●木琴，たいこ，ラッパ　タンバリンなどの楽器
- ●ゴム製の転がして遊ぶボール

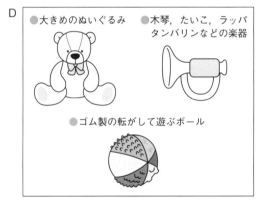

E
- ●積み木，ブロック
- ●砂遊び
- ●お絵かきの道具

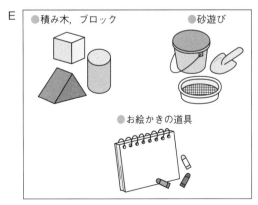

課題 8　アレルギー疾患の予防として，室内の整備を考えてみよう

※解答(例)は p.152

下の図で，アレルギー疾患をもつ子どもがいるときに改善したほうがよいところをあげてみよう

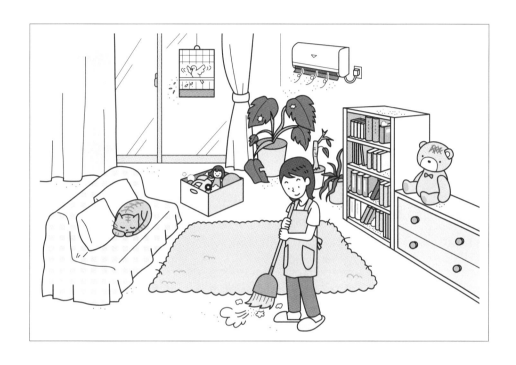

課題 9　自分で着替えることができない子どもの衣服の着替えを実践してみよう

※解答(例)は p.152

1）衣服の準備をどのようにするか

2）片方の腕に障害がある場合，どちらの腕から衣服を脱ぎ，どちらの腕から着るか

3）下半身の衣服の着替えで注意することにはどんなことがあるか

課題 **10** 車いすの使い方を実践してみよう

ヒント 💡

　車いすの仕組みを理解し，子ども用の車いすについて調べてみよう．

※解答(例)は p.152

1) ブレーキのかけ方
2) 方向転換の仕方
3) ストッパーのかけ方
4) リクライニングの調節の仕方

課題 **11** 鼻腔内吸引，気管内吸引の実践をしてみよう

※解答(例)は p.152

1) 吸引器の用意の仕方
2) カテーテルの挿入の仕方
3) 鼻汁，痰の吸引の仕方
4) 気管内吸引時に特に注意すること

課題 **12** 慢性疾患，障害のある子どもを他の子どもが理解する方法を考えてみよう

※ 1)，2)，3)の参考(例)は p.152〜153

1) 紙芝居
2) 絵本
3) 啓発人形劇
4) 点字体験
5) 手話体験
6) 障害のある子どものおもちゃ
7) ユニバーサルデザイン

おさらいテスト

〈解答は p.153〉

問1　次の文の（　　　）に適当な語句を入れなさい.

① 慢性疾患をもつ子どもは，長期の入院生活や通院をしなければならないことがしばしばあるが，発達途上の子どもにとっては,（　　　　）を受けるだけでなく,（　　　　）を促す遊びや学習が欠かせない.

② その援助を行うために，病児保育，病棟保育，院内学級などを行う場所が増えてきている.さらには，慢性疾患や障害のある子どもの（　　　　）への支援や,（　　　　）への配慮も必要となる.

③ アレルギーとは，免疫反応が人体に不利に働いた場合をいう.人体に不利な作用を起こす原因となるものを（　　　　）といい，遺伝的体質や（　　　　）により影響を受ける.年齢,（　　　　）により症状が変化したり，いろいろなアレルギー疾患を繰り返したりする.

④ アレルギー反応により，気管支の平滑筋が収縮し，気道が狭窄することによって呼吸困難となった状態を，気管支喘息の（　　　　）という.アレルゲンの多くは（　　　　）や（　　　　）などの吸入アレルゲンである.

⑤ 自分で移動や運動が困難な子どもの場合，正しい（　　　　）の保持が大切で，骨や関節の変形，拘縮が進行しないように注意する必要がある.衣服の着替えでは，なるべく前あきのものとし，下着と上着の袖をあらかじめ通しておくようにし，脱がせるときには動きの（　　　　）ほうから脱がせ，着せるときには動きの（　　　　）ほうから着せるようにする.

⑥ 母乳や人工乳から幼児食へ移行する過程を（　　　　）といい，そのとき与える食事を（　　　　）という.口唇の間に固形物を入れると押し出す（　　　　）は，生後4か月になると消失するようになるため，この頃から開始する.開始が遅れると鉄欠乏による（　　　　）などが生じるため，遅くとも6か月まではにはじめる.

⑦ 栄養素の大部分を母乳や人工乳以外の食物からとれるようになった状態を（　　　　）の完了といい，通常の時期は（　　～　　）である.この時期に母乳や哺乳瓶による哺乳をやめることを（　　　　）という.

⑧ 乳児の歯は一般に6か月頃に（　　　　）歯より生えてくる.1歳頃に上下（　　　　）本ずつ計8本が揃い，1歳半頃に,（　　　　）歯が生えてくる.

⑨ 新生児は1日16時間近く睡眠し，寝たり起きたりを繰り返すが，次第に昼，夜の区別がつくようになり，夜間の睡眠も長くなってきて，深い眠りである（　　　　）睡眠と浅い眠りである（　　　　）睡眠とを繰り返すようになる.

問2　次の記述について，適切なものに○，適切でないものに×をつけなさい.

① （　　　）アレルギー疾患をもつ子どもでは，精神的成長も大切なので，室内で犬を飼ってもよい.

② （　　　）気管支喘息がある場合，絨毯の使用を避けるようにする.

③ （　　　）食物アレルギーがある場合，アレルゲンと思われた食物は，すべて取り除くよう

にする.

④ (）気管支喘息では, 吸気が延長する.

⑤ (）喘息発作が起きた場合は, 横にするより起座位で呼吸させる.

⑥ (）気管支喘息と診断されている子どもには, 発作が起きないように, 外遊びや遠足には参加させない.

⑦ (）離乳開始の目安は, 固形物を口に入れても押し出さなくなる5～6か月頃が適当である.

⑧ (）2～3歳までの夜尿は普通であり, 特に神経質になる必要はない.

⑨ (）夜尿症が子どもにしばしばみられるのは, 夜間の抗利尿ホルモンの分泌不足によるものである.

⑩ (）レム睡眠のときには夢をみるといわれ, 夜泣き, 歯ぎしりなどがみられることがある.

⑪ (）睡眠には, 主に「脳の眠り」といわれるレム睡眠と「身体の眠り」といわれるノンレム睡眠があり, 乳幼児ではレム睡眠が多い.

⑫ (）乳幼児突然死症候群のリスク要因の一つには, うつぶせ寝があげられる.

問3 (）内について, 正しいものを○で囲みなさい.

① 感染予防の(IgG　IgA　IgM　IgE)は母乳, 特に初乳に多く含まれる.

② 離乳の開始が遅れたり, 十分食事が食べられない幼児に多いのは(亜鉛　銅　鉄)欠乏性貧血である.

③ 乳歯は生後(2か月　6か月　1歳)頃から生えはじめ, 3歳頃には(12本　20本　24本)となって, 生え揃う.

④ 永久歯に生え変わるのは(3歳　6歳　10歳)頃で, 全部で(20本　24本　32本)出揃って完成する.

① 保育における保健活動の 計画および評価

POINT!

- 年間の保健計画は，年間の保育計画や行事予定と一緒に作成する
- 子どもの健康増進と安全確保に必要な保健活動を工夫する
- 保健活動の実践の仕方を知っておく

1 保健計画作成の根拠

「保育所保育指針」[1]の「第3章 1 子どもの健康支援」では，**保健計画**の作成の必要性が強調され，以下のように明記しています.

> 子どもの健康に関する保健計画を全体的な計画に基づいて作成し，全職員がそのねらいや内容を
> 踏まえ，一人一人の子どもの健康の保持及び増進に努めていくこと.

保健計画の案は，施設全体の保育計画や行事予定と一緒に作成していくことで，全職員がそのねらいや内容を理解し，全職員が保健活動に参加することが大切です.

2 保健計画作成の手順

1）保健情報および資料の収集

まず，地域の保健情報や入所している子どもたちの**健康情報を収集**します. 他の保育所の保健計画や保健センターの情報を集めたり，職員に前年度の保健計画の課題を出してもらってその意見を参考にして改善するのもよいでしょう. 個別的な配慮を要する子どもが新しく入所する場合は，その配慮に関する情報も集めておきます.

2）保健計画の目標の設定

子どもの年齢に応じて，季節ごと，あるいは月ごとのねらいや**目標を設定**します. 季節ごとに流行する疾患があるため，その予防についてでもよいですし，プールや運動会，お泊まり保育などの行事に向けて体調を整える準備もあります. 生活習慣を身につけるためのヒントもあるかもしれません. 保護者への「保健だより」を発行している場合は，それに合わせた目標があってもよいでしょう.

3）保健活動の内容の設定

身体計測では，毎月定期的に身長と体重を測定します. 測定結果を保護者に知らせるとともに，発育曲線に記入して評価し，標準範囲から外れている場合は嘱託医（しょくたくい）に対応を相談します. 嘱託医による年2回の内科健診の他に，年1回の歯科健診，耳鼻科健診，視力検査，尿検査を行っているところが多くあります. 保育所によっては，聴力検査を行っているところもあります.

プールや水遊び前の指導，手洗い指導，歯磨き指導，感染症の予防指導など，**季節や全体の行事**に合わせた活動も設定します. 自分の身体の仕組みを知る取り組みや，慢性疾患や障害のある子どもの理解を深める取り組みもあります.

保護者への保健指導は，保護者会の際に行うことが多くあります. 子どもの体調不良時の対応や生

活習慣の身につけ方，季節で流行する感染症への対応，プールやお泊まり保育の際の健康指導など，時期に合わせて行います．個別的な配慮を要する子どもの場合は，保護者と個別面談を行って，保育時の対応について情報共有します．

　職員への保健指導には，子どもたちの体調や流行している感染症についてなど随時行うものと，心肺蘇生や救急処置など定期的に行うものとがあります．心肺蘇生法は全員が実技を体験するようにし，アナフィラキシーに対するエピペン®を預かる場合は保管場所と使用法について全員に指導します．吐物の処理の仕方や環境衛生の方法は，新しく赴任した職員に対して行うようにしましょう．

4)関係機関との連絡・調整

　定期的な健診の実施は，全体の行事との関連をみながら嘱託医と日程調整します．心理士の巡回指導についても同様です．

　保育所内に感染症が流行したときは保健所に連絡して対応の指導を受けるとともに，嘱託医にも連絡して助言を求め，必要な保健活動の内容を職員や保護者に周知します．

　個別的な配慮を要する子どもがいる場合は，入所前健診より前に健康情報を得ておきます．年長児の就学前指導では，就学先の養護教諭と情報共有することもあります．

5)保健計画の実行

　保健計画の実行には職員の協力が必要ですが，そのためには**全職員の理解と役割分担**が欠かせません．保健活動を行うときは，事前の会場設定や必要な物品の確認，保育活動との調整などが必要となります．職員の研修では，できるだけ多くの職員が参加できる日程にします．また，保健活動を行った後には参加者の氏名や活動内容などを記録に残しておくことも大切です(図1)．

3　保健活動の実践

1)入所前健診(健康情報の収集，身体計測，嘱託医の健診，個別面談)

　入所前健診では，集団生活にあたって必要な**健康情報を保護者から提供**してもらいます．出生時の状況，乳幼児健診の経過，予防接種歴，既往歴(きおうれき)(学校感染症・慢性疾患の罹患(りかん)の有無，入院歴)，乳児の場合は，発達歴(首のすわり，おすわり，はいはい，ひとり歩きなど)，食事の発達(哺乳量，離乳食の進行度)，アレルギー歴(食物アレルギーの場合はアレルゲンとなる食物，症状)，熱性けいれんの既往の有無，生活リズム(起床，昼寝，就寝の時間)，排泄(トイレの自立，排便の傾向など)，家族歴(慢性疾患や障害の有無)などの記載の他に，母子健康手帳を持参してもらって個別面談を行います．その後，身体計測と嘱託医による内科健診を行い，集団生活で配慮することがあるか，保護者と情報交換を行います(図2)[2]．

2)毎日行う保健活動

1.子どもたちの健康観察(検温，連絡帳のチェック，食欲，排泄，睡眠)

　登所時の子どもの状態を確認します．いつもと様子が異なる場合は，保護者に確認します．また，自宅で体調の変化があったときには，直接口頭で伝達してもらうよう，保育者にはあらかじめ伝えておきます．場合によっては医療機関への受診をすすめること，体調が変化して集団保育が難しくなったときには早めのお迎えをお願いすることなどを伝えておきます．また，**連絡帳**に自宅での体温や食欲，排泄の状態，体調の変化についての記載がないかなどを確認します．乳児では，毎日の連絡帳の確認が必要です．保育中に体調で気になることがあったときにはまず検温し，連絡帳に記載しておきます．送り迎えを保護者以外の方がするときに，医療機関を受診したほうがよいと思われる体調の変化や怪我があった場合は，直接電話で保護者に連絡するようにします．

2019年度　保健計画

		内容	園児の行事予定	職員の計画・予定	保護者への予定
1期	4月	・子どもの健康状態を個別に把握し新しい生活に慣れ、安全・安心してすごれるように配慮する (新入園児の健康状態の把握、アレルギー児の把握、けいれん既往児の把握、日々の健康観察、職員間の連携、0～2才児昼睡チェック、環境整備、トイレの衛生管理、避難訓練など) ・新しい生活の中で基本的生活習慣が身に付くよう、個々・クラスに合わせた配慮をしていく。	・身体測定 ・0、1歳健診 ・すくすく児健診	・避難、散歩リュックの点検 ・検便対象者の検便 ・アレルギー研修(新入職員)	・保健からのお知らせとお願い、決まりについて資料配布 ・全体懇談会の資料配布 ・感染症の発生時、随時掲示板で貼出(通年) ・みさとっこぞうりの販売 ・就学に向けての座談会の開催(藤後さんい) ・年度初めの面談(必要時)
	5月	・安全、安心した中で外遊びが出来るよう、環境づくりをする。 ・流行性疾患の状況把握と予防啓発	・身体測定 ・春の健康診断 ・すくすく児健診	・対象者検便(合宿引率者含む) ・合宿前の健康相談を保護者より受ける ・合宿に向けて必要物品(保健)確認	・健診結果の報告 ・合宿前の健康チェック及び相談 ・健康カードの配布と回収
2期	6月	・暑さに留意した生活ができるように配慮する (水分補給、活動と休息、室内外の温度、食中毒) ・安全な中でのたっぷりとした水遊びができるようにする。(プールの水質管理、健康チェック、けが防止)	・身体測定 ・0、1歳健診 ・すくすく児健診 ・布団乾燥 ・歯科健診	・対象者検便 ・プール開始前の注意事項確認 ・虫よけ、蚊取り線香の取り扱い確認 ・小規模プール衛生管理者講習会	・プール開始にあたりお知らせとお願い ・健康カードの配布と回収 ・全園児しらみチェック ・健康カードの配布と回収 ・う歯保持者への受診の促し
	7月	・生活の中での安全や生活について知っていけるようクラス、個々に応じた対応をしていく ・流行性疾患の状況把握と予防啓発 ・プライベートゾーンについての話	・身体測定 ・0、1歳健診 ・すくすく児健診 ・プール開き ・絵本読み聞かせ	・対象者検便	・歯科健診結果の報告
	8月		・身体測定 ・0、1歳健診 ・すくすく児健診	・対象者検便	・健康カードの配布と回収
3期	9月	・十分なあそびの中で体力作りができるよう配慮する ・考えて行動できる場をつくっていく (気温や活動に合わせた衣服の調整、手洗い、足に合った靴やぞうりの着用) ・流行性疾患の状況把握と予防啓発	・身体測定 ・0、1歳健診 ・すくすく児健診 ・布団乾燥	・対象者検便 ・合宿前の健康相談(保護者より) ・合宿に向けての必要物品(保健)の確認 ・職員健康診断	・合宿前の健康チェック及び相談 ・健康カードの配布と回収 ・新乳児医療証コピー提出の依頼と回収
	10月		・身体測定 ・秋の全園児健診	・対象者検便	・健診結果の報告 ・健康カードの配布と回収
	11月		・身体測定 ・0、1歳健診 ・すくすく児健診 ・手洗い指導	・対象者検便 ・嘔吐下痢時の対応確認	・嘔吐下痢時の対応についてお知らせ ・健康カードの配布と回収
	12月		・身体測定 ・0、1歳健診 ・すくすく児健診 ・布団乾燥	・全職員検便 ・保健分野での職員研修(AED、感染症、アレルギー、その他)	・健康カードの配布と回収 ・インフルエンザの予防啓発
4期	1月	・寒さに負けない体作りができるよう配慮する (ロールマット、足裕、入浴、遊び、食事) ・冬の病気への予防 (手洗い、うがい、衣服調整、換気、加湿、睡眠)	・身体測定 ・0、1歳健診 ・すくすく児健診	・対象者検便	・健康カードの配布と回収
	2月	・年間結果をもとに、次年度の計画を見直す ・流行性疾患の状況把握と予防啓発	・身体測定 ・0、1歳健診 ・すくすく児健診 ・布団丸洗い(乳)	・対象者検便 ・新入園児健診、面接	・新入園児保護者への健診、面接のお知らせ ・健康カードの配布と回収
	3月		・身体測定 ・0、1歳健診 ・すくすく児健診 ・布団丸洗い(幼)	・対象者、次年度対象者検便 ・児童票の返却、回収 (連絡先・予防接種等の状況確認) ・アレルギー児(次年度)把握	・児童票の返却、回収 ・健康カードの配布(年度末)

図1　保健計画の事例

(社会福祉法人わらしこの会 わらしこ第2保育園「保健計画」より)

133

第6章 講義

第6章 演習課題

第6章 おさらいテスト

演習課題とテストの解答(例)

入所前健康診断書

実施　　　年　　月　　日　　　No.

ふりがな 児童氏名		性別	男 ・ 女	か か り つ け 医	病院名	
生年月日　　　年　　月　　日		年齢	才　カ月		住所	
保護者氏名		電話				
住　所　武蔵野市					電話	（　　　）

入所前健康診断を受診する場所※どちらかを記入　　保育施設（　　　　　　　　　　）・ 担当医師の医院（　　　　　　　　　）

＊この書類はあなたのお子さんの健康を守るため、また入所後の健康管理の大事な資料にもなる大切な調査書です。
＊入所目的以外には使用せず、慎重に扱いますので、母子手帳などを参考にありのままご記入ください。
＊後日記載事項に偽りが判明したときは入所をお断りすることもありますので、下記の欄に正確にご記入ください。

保護者記入欄（事前にご記入ください）

				予防接種		
出生前の出生状況	妊娠中の異常はあったか（症状・病名・週数）	お子さんの平熱　（　　　　℃）		B型肝炎	年　月　日	
		けいれんやひきつけを起こしたことがある（　年　月頃）			年　月　日	
出生時の状況	分娩週数　（　　　　）週	□ 熱がでたとき　　（　　　　℃）			年　月　日	
	分娩の状態　・正常・帝王切開・吸引・鉗子	□ 熱のないとき		ロタウイルス	年　月　日	
	分娩の経過　・頭位・骨盤位・その他（　　）				年　月　日	
	出生児の状態　・異常なし　・異常あり	・ダイアップ座薬使用　　有 ・ 無 医療機関名		ヒブ	年　月　日	
	異常ありの場合 ・仮死　・チアノーゼ　・その他（　　）				年　月　日	
	体重（　　　g）　身長（　　　cm）	食物アレルギー　　　有 ・ 無			年　月　日	
	頭囲（　　cm）　胸囲（　　　cm）	現在除去している食品			年　月　日	
出生後の状況	栄養法　（ 母乳 ・ 混合 ・ 人工乳 ）			肺炎球菌	年　月　日	
	離乳食開始（　　カ月），完了（　　　カ月）		現在把握している症状・その他		年　月　日	
	【身体発達】	アナフィラキシー症状　　有 ・ 無			年　月　日	
	首のすわり　・・・・　　　　カ月			四種混合 (DPT+不活化ポリオ)	□三種 □四種　年　月　日	
	寝返り　・・・・　　　　カ月	食物以外のアレルギー			□三種 □四種　年　月　日	
	おすわり　・・・・　　　　カ月				□三種 □四種　年　月　日	
	はいはい　・・・・　　　　カ月				□三種 □四種　年　月　日	
	つかまり立ち　・・・・　　　　カ月	使用している薬		不活化ポリオ	年　月　日	
	ひとり歩き　・・・・　歳　　カ月				年　月　日	
	意味のある言葉・・・・　歳　　カ月				年　月　日	
	2語文　・・・・　歳　　カ月	医療機関名			年　月　日	
		使えない薬		BCG	年　月　日	
	発育についての心配　　有 ・ 無			麻しん・風しん（MR）	年　月　日	
健康診査の受診	・1歳6か月児　　有 ・ 無	気になる症状		流行性耳下腺炎 （おたふくかぜ）	年　月　日	
	・3歳児　　有 ・ 無			水痘 （水ぼうそう）	年　月　日	
過去及び現在の病気	（例）麻疹　　　　　　○年○月			日本脳炎	年　月　日	
	（例）心室中隔欠損　手術　　○年○月				年　月　日	
家族の病気	結核性疾患（続柄　　　　） 肝臓疾患　（続柄　　　　） B型肝炎　／ C型肝炎	備 考				

医師記入欄	体　重　　　　kg	開排制限	皮ふ	医師所見	保育施設受付印
	身　長　　　　cm	ヘルニア	その他		
	脊　柱	斜視・斜頸			
	四　肢	扁桃腺肥大		医師名	（集団・個別）受診

◎保護者記入欄まで記入の上、健康診断日に母子手帳と一緒に忘れずにお持ちください。　　　武蔵野市役所　子ども育成課

図2　入所前健康診断書の例

（武蔵野市役所ホームページ：入所前健康診断書. (http://www.city.musashino.lg.jp/_res/projects/default_project/_page_/001/003/775/kennsinnhyou.pdf〔閲覧日：2021.5.31〕）より）

2. 衛生管理

乳幼児は，何でも口にもっていって舐めたりするため，唾液や排泄物で汚染されることがあります．保育開始前や終了後は，保育室やトイレ，沐浴室，乳幼児が触る可能性のあるおもちゃ，遊具，ドアノブなどは消毒液を使って拭くなどの衛生管理が大切です．プールに入る際には，毎回水質チェックを行います．また，歯ブラシの衛生管理や昼寝の際の寝具の日干しなども行います．

3. 安全チェック

保育開始前後には，子どもの目線で危険物がないかチェックします．遊具などの破損や棚にあるものが落下しないかなどの確認も必要です．ヒヤリ・ハットの事例は，発生時には随時検討・共有します．

4. 体調が変化した子どもへの対応

子どもの様子が普段と異なるときは，すぐ検温します．発熱がみられたときには別室で休養させ，発疹などの症状がないか確認します．熱が下がらないときは，保護者に直接電話で連絡します．怪我や事故があった場合には，緊急連絡先を含め，できる限り速やかに保護者に連絡し，応急処置の内容についても伝えます．

5. 保護者への対応

保護者へは，日々の体調の変化だけでなく，医療機関を受診したときや健診，予防接種を受けたときの情報を伝えてもらうようにお願いしておきます．お休みする連絡を受けたときにはその理由を聞き，感染症の場合には看護師に連絡しておきます．嘱託医の健診がある際には，保護者に聞きたいことがないか事前に確認しておき，嘱託医からの健診結果とともに伝えます．保育所で服薬させるかどうかについては，各保育所の取り決めをあらかじめ伝達します．薬を預かる場合も，医師の処方指示がわかるような書類を提出してもらいます．保護者からの体調についての相談で，回答が難しいときには，看護師や嘱託医に助言を求めます．

6. 職員への連絡

集団で感染症が発生したときには，全クラスの職員に連絡します．健診や身体計測では，スムーズに行えるようにあらかじめ進行予定を確認しておきます．職員同士で，体調が気になる子どもの報告や怪我の報告，ヒヤリ・ハット事例の報告などを共有します．時間ごとに保育者が交代するときには，子どもの健康状態の引き継ぎを忘れずに行います．

3）毎週行う保健活動

1. 感染症の流行把握

感染症の流行時には，クラスごとの発症人数をまとめ，保育所全体の発症人数を把握しておきます．インフルエンザなどの学校感染症の場合は，近隣の情報を収集するようにします．

2. 長期間休んでいる子どもの把握

長期間休んだり，入院した子どもの場合は，毎日連絡がない場合もあるため，定期的に様子を尋ねる連絡を入れます．特に，再登所する際の注意点がないかを確認しておきます．

3. 個別的な配慮を要する子どもの健康状態の把握

個別的な配慮を要する子どもの場合，健康状態が変化しやすいことや，体調の変化がわかりづらいことがしばしばあります．加配の保育士が付いていない慢性疾患をもつ子どもや，普段と異なる活動を行うときは，特に気をつけます．病児保育や医療的ケアを行っている子どもの場合は，個別に健康状態を記録できる連絡用紙を用意しておくことがあります．

4. ヒヤリ・ハット報告のまとめ

報告されたヒヤリ・ハットの事例をもとに，どのような事例が多いか，事故になりかねない事例ではどのような改善が必要かなどを検討したうえで，全職員で共有します．

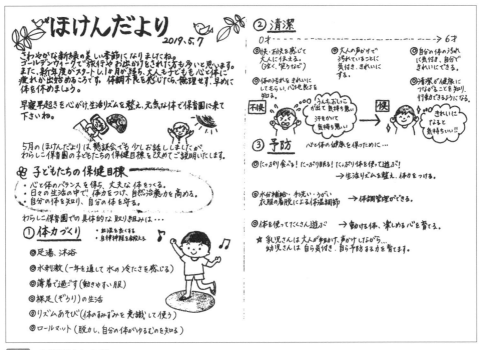

4）毎月行う保健活動

1. 身体計測

　毎月，身長，体重測定を行い，記録します．3歳以上の幼児では，季節ごとに行っている場合もあります．記録した体重，身長は，保護者に連絡するとともに，発育曲線に記入して，標準範囲であるかどうかを確認します．発育が気になる子どもの場合は，嘱託医に相談します．

2. 嘱託医による健診

　0歳児には，毎月嘱託医の内科健診を行います．1歳児や個別的な配慮を要する子どもも同時に健診を行うことがあります．健康について気になることがある場合は事前にまとめておき，健診時に助言を求めます．

3. 保健だより

　月ごとか季節ごとに保護者に配布する，保育者や養護教諭が作成した子どもの健康に関する"おたより"です．子どもたちの様子や流行している感染症，家庭でも気をつけてほしい子どもの健康に関する情報，保育所での保健活動など，保護者向けにまとめてレポートします（図3）．

4. 子どもを対象にした保健活動

　子どもたちへの健康指導は，定期的に保育活動のなかに入れていきます．例えば，正しい手洗いの仕方，歯磨きの仕方，栄養が偏らない食事の食べ方，虫歯にならない食生活，夏季の水分補給の仕方，睡眠時間，着替えの仕方，保清の仕方，目の健康，事故の予防，慢性疾患や障害のある子どもへの理解など様々ですが，実演や絵本や紙芝居，人形劇，寸劇，エプロンシアターなど，子どもたちに理解しやすい方法を工夫します．

5. 避難訓練

　毎月行う避難訓練では，職員や子どもの避難手順を確認するだけでなく，非常時に起こりうる危険

性の点検をします．年に1回は，保護者の緊急連絡先と引き取りの手順を確認します．

5）季節ごとに行う保健活動

1. 乳児以外の健診

1歳児以上の幼児では，年2回の嘱託医による内科健診の他に，年に1回の耳鼻科健診や歯科健診を行っているところが多くあります．

2. 健康に関わる検査

年に1回，尿検査や視力検査を行っているところが多く，聴力検査を取り入れているところもあります．結果を保護者に伝えるとともに，医療機関を受診したほうがよい場合の指導も行います．

3. 行事ごとの健康チェック

入所時，プール開始前，運動会前，遠足前，お泊まり保育の前には，健康状態に変化がないかチェックするように保護者にお願いします．特にプール開始前やお泊まり保育の前には，数日前から検温して健康状態を健康カードに記録してもらったりします．

4. 進級前の健康チェック

進級時には，保育者が交代になり，保育者1人当たりの担当の子どもの数が増えますが，普段の健康状態で留意しなければならないことをきちんとまとめ，伝達します．また，年長児は小学校への伝達事項をまとめて報告します．

6）保護者を対象にした保健活動

日々の保清や生活習慣を身につけるためには，**保護者の協力**が欠かせません．子育ての悩みには，子どもの健康状態についての悩みが多くあります．保護者の面談では，個別的に情報交換するだけでなく，どこに相談したらよいか，協力を求めたらよいかの助言も行います．保護者会では，子どもの健康状態の連絡や家庭での配慮事項の連絡，保護者に応急処置の講習会を行ったりもします．また，避難訓練では，保護者も参加することで，子どもの安全を一緒に守る意識を共有します．

7）職員を対象にする保健活動

職員の健康診断では，精密検査が必要な場合や感染症にかかった場合の助言を行います．保育活動中に感染しないように，予防接種歴や感染症の罹患歴なども確認しておきます．麻疹・風疹の予防接種だけでなく，水痘，流行性耳下腺炎（おたふくかぜ）に罹患していない場合の予防接種や，B型肝炎の予防接種もすすめられるようになりました．また，**保健活動に関する研修も計画的に行います**．応急処置や乳幼児の心肺蘇生法やアナフィラキシー発生時の処置など，定期的に研修する機会をつくります．

文献

1）保育所保育指針（厚生労働省告示第百十七号）．〔https://www.mhlw.go.jp/file/06-Seisakujouhou-11900000-Koyoukintoujidou-kateikyoku/0000160000.pdf〔閲覧日：2021.5.22〕〕

2）武蔵野市役所ホームページ：入所前健康診断書．〔http://www.city.musashino.lg.jp/_res/projects/default_project/_page_/001/003/775/kennsinnhyou.pdf〔閲覧日：2021.5.22〕〕

第6章

健康および安全の
管理の実施体制を知ろう

② 保健活動における職員間の 連携・協働と関係機関との連携

POINT!

● 職員間の連携・協働と組織的取り組みを理解する
● 家庭，専門機関，地域の関係機関などとの連携の仕方を理解する
● 子どもの健康および安全管理の実施体制における協働の仕方を知っておく

1 保健活動における職員間の連携・協働

　保健活動は，様々な職種の人々との協働作業です．保育所では，保育士，看護師が中心となりますが，栄養士・調理員，保育事務員や送迎・警備員も，子どもたちの健康と安全を守ります．また，定期健診をする嘱託医や，巡回で定期的に相談助言を行う心理士（臨床心理士・公認心理師），福祉の相談指導を行うソーシャルワーカー，自治体の職員，児童相談所の職員もいます．子どもの体調が悪くなったり怪我をしたときには，医療機関（クリニックや病院）との連携も欠かせません．療育が必要になったときには，作業療法士や言語療法士なども関わります．さらには，地域の住民の理解も必要です．子どもたちを見守る様々な職種の方々との協働とともに，保護者や家族とも連携して保健活動は行われます．

1）保育所看護師

　しばしば，保育所における保健活動は看護師がするもの，と思われていることがあります．実際には，看護師が配置されていない保育所もあり，また1人しかいない保育所がほとんどで，乳児保育の担当と兼任している場合もあります．看護師の専門的知識を活かすために，保健活動は全職員で取り組み，看護師はその指導的役割を果たします．

　そのためには，全職員に対し研修を定期的に行い，全職員が保健活動の基本を身につけておくことが大切です．救急時の対応として，心肺蘇生法，アナフィラキシー発症時などの対応ができるかの確認，避難訓練で子どもたちの安全を守る行動の確認，場面ごとの役割分担の確認，日々の衛生管理や保健活動に必要な物品の保管の確認，緊急連絡先の周知などがあります．また，日々の子どもの体調で気になることがあったときには伝達し，事故になりそうなヒヤリ・ハット報告も共有することが大切です．さらには職員自身の健康状態を保つようにして，感染症になったときの対応についても助言します．

2）栄養士，調理員

　子どもたちの発達に応じた栄養や調理の管理は，健康な発育のためにも大切なことです．乳児は，母乳・人工乳や離乳食の量，食べられるようになる食材も日々変化していくため，それに応じた対応が必要です．家庭での食べ方も参考にしながら，食事を提供します．献立表の他，実際に提供した食事のサンプルを展示したりすることもあります．入所前の健診では，栄養相談の面談も行っていることが多くあります．食物アレルギーのある子どもの場合は，アレルゲンとなる食物の除去食を用意しますが，他の子どもの食事と混同しないように，テーブルや食器を分けるようにします．調理器具や調理場所を分けたり，食事の手渡しの際のルールも徹底しておくことが重要です．

また，調理や食事の楽しさを体験するために，子どもたちと一緒に調理したり，調理している場面がみられるようにしたり，子どもたちが畑で収穫した食材を使って調理をしたりするなど，様々な取り組みを行います．普段の食生活をバランスのとれたものにするため，保護者や子どもたちに**食育**を学ぶ機会を設けるのもよいでしょう．食べ方に個別的な配慮を要する子どもの場合は，言語療法士などの指導を受けながら，調理の形態や食材や食べさせ方の工夫を行います．

3）保育事務員，送迎・警備員

保育所には，保護者や関係機関から頻繁に連絡が入ります．子どもは保育中に体調が変化することがしばしばあるため，保護者にその連絡を入れたり，また**問い合わせ**も入ってきます．問い合わせを受けたときには子どもとの関係を聞いて，自分の立場も伝えたうえで，**情報共有**することが必要です．

子どもの**送迎**は，親戚や送迎を依頼された人など，保護者以外が行うこともあります．誰が送迎するかはあらかじめ連絡しておいてもらい，変更があるときには連絡を入れてもらいます．子どもの体調については，送迎時に引き継ぐことが大切です．

送迎時の交通安全や不審者の侵入から子どもを守るために**監視員**や**警備員**を配置する保育所もありますが，子どもたちだけでなく一緒に来訪する保護者やきょうだい，地域の人の日頃からの安全への目配りも大切です．

4）嘱託医

嘱託医の多くは小児科医ですが，その他，**歯科医**，**耳鼻科医**，**眼科医**の健診をお願いしていることがあります．小児科医には，入所前健診，毎月の0歳児健診や年2回の内科健診，個別的な健康相談，感染症の対応などを依頼します．医療機関に受診するか迷う場合や，発育で気になることがある場合には，その都度相談します．保護者にはあらかじめ健診を行う日を知らせて，相談したいことがあれば事前に聞いておき，嘱託医の診察の結果を保護者に連絡するなどの連携も行います．

5）心理士（臨床心理士・公認心理師）

発達が気になる子どもが保育所で生活することも増えてきており，保育における助言を得るため臨床心理士などに巡回に来てもらっている保育所も多くなっています．限られた時間で適切な助言を受けられるように，関係する職員が子どもの普段の様子や相談したいことをあらかじめまとめておき，相談できるような勤務体制にしておきます．

2　保健活動における関係機関との連携

1）保健所・保健センターとの連携

保健所は都道府県，政令指定都市，中核都市に設置され，広範な地域保健に関する業務を担っており，病気の予防や感染症の流行時の指導などを行っています．保健センターは市区町村に設置され，乳幼児健診や予防接種など住民に身近な保健業務を行っています．

1歳6か月児健診，3歳児健診は，市区町村の保健センターが中心になって行います．その他にも1か月児健診や3〜4か月児健診，6〜7か月児健診，9〜10か月児健診などは自治体によって行う時期や場所が異なっていますが，子どもの発育や健康状態，養育の状態を診察し，相談を受ける保健活動を行っています．この健診時の情報は，継続的な健康支援や子育て支援のために重要なため，受けた機関が異なる場合などは，**母子健康手帳**に記載しておきます．各機関は個別に情報の共有をしているため，虐待だけでなく発達が気になる場合，障害や疾患がある場合は保健所に依頼して，**健康情報**を共有することがあります．

また，子どもが集団生活をしている施設で感染症が流行したり，食中毒と思われる事例が発生した

り，麻疹・風疹など注意が必要な感染症が発生したときには，**保健所**に連絡し対応の指導を受けます.

2）医療機関との連携

　学校感染症などの**出席停止**が必要な感染症にかかったときには，出席停止や出席再開の際の診断を医療機関で受け，集団生活を休む期間（**出席停止期間**）を確認します．保育所によっては，**登園（校）許可書**や**治癒証明書**を提出してもらうこともあるため確認しましょう．また，保育所で服薬を行う際には，**服薬指示書**を提出してもらうことがあります．慢性疾患などで継続的に医療機関に受診したり長期間入院したときには，集団生活での注意点についての情報提供をお願いすることもあります.

　また，保育中に子どもの体調が急変したり，怪我をしたときには救急で受診をお願いすることがあります．普段より連携する医療機関をいくつか決めておき，連絡先を職員にわかるように掲示しておきます.

3）発達支援センターや療育機関との連携

　発達が気になったり，療育を受けながら通所している子どもの場合，保育においてどのような配慮が必要か，情報共有が大切です．また，集団生活での発達を促すために，**加配**の保育士が付いたほうがよい場合は，診断書や情報提供書をお願いすることで可能となる場合もあります．個別に配慮することで，集団生活をスムーズに行うためにも連携は大切です.

4）小学校との連携

　定期的に行っている健診の情報は，連続的に子どもの成長を見守るためにも小学校に引き継いでいくことが必要です．乳幼児健診の管轄は**厚生労働省**で，学校健診の管轄は**文部科学省**のため，情報の伝達は保護者を経由することもありますが，より正確な伝達のために保護者の了承のもとに直接養護教諭への情報提供を行うことも増えてきています.

　発育の経過は，6歳児まではパーセンタイル曲線，就学後はSD曲線と，異なる発育曲線を用いることが多くありますが，これまでの身体計測の情報を小学校での情報とあわせて連続した発育曲線を作成すると，標準から外れていた場合の原因の診断がしやすくなります．また，慢性疾患などを抱えていて個別的な配慮を要する場合は，医療機関との連携も必要ですが，これまで行っていた日常的な配慮の内容を伝えることで，子どもが安心して小学校生活を送れるようになります.

5）児童相談所との連携

　「保育所保育指針」[1]の「第3章1 子どもの健康支援」の「(1)子どもの健康状態並びに発育及び発育状態の把握」には，以下の記載があります.

> 子どもの心身の状態等を観察し，不適切な養育の兆候が見られる場合には，市町村や関係機関と連携し，児童福祉法第25条に基づき，適切な対応を図ること．また，虐待が疑われる場合には，速やかに市町村又は児童相談所に通告し，適切な対応を図ること.

　養育に問題のある家庭の場合，日頃から子どもの様子をみたり保護者と直接接したりしている保育者がいち早く気づくことが多くあります．着替えの際の子どもの身体の様子や，保清，栄養状態などで気になることがある場合には，虐待と断定できない場合でも**児童相談所**に**相談**すべきでしょう．不適切な養育を早期発見するためには，普段からのきめ細かな観察と，保護者や家族の状態も把握しておくことが必要です．**虐待**を疑ったときに児童相談所に**通告**することは**守秘義務違反**にならず，家庭での様子を情報共有することで，子どもの健康と安全を守ることができます．一時保護となって，その後家庭に戻る場合も，保育所での見守りは欠かせません.

6）子育て世代包括支援センターとの連携

　少子化や核家族化の進行，地域社会の変化など，子どもや子育てをめぐる環境が変化するなかで子育てを行う保護者は，孤独や不安を感じることもあります．それらに対応するため，地域において子

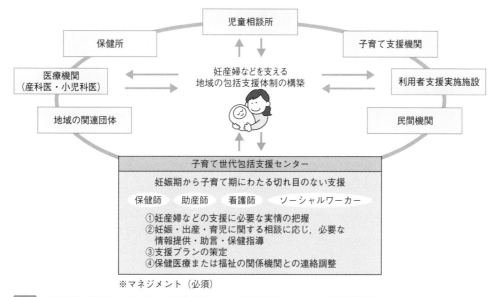

図1 妊娠期から子育て期にわたる切れ目のない支援を行うための包括支援体制
（内閣府子ども・子育て本部：子ども・子育て支援新制度について. 内閣府. 2019.（https://www8.cao.go.jp/shoushi/shin-seido/outline/pdf/setsumei.pdf〔閲覧日：2021.5.31〕）より引用改変）

育て親子の交流などを促進する，**子育て支援拠点**の設置が推進されています．2015年に施行された子ども・子育て支援新制度[2]では，自治体の責務の一つとして，「子ども及びその保護者が置かれている環境に応じて，子どもの保護者の選択に基づき，多様な施設又は事業者から，良質かつ適切な教育及び保育その他の子ども・子育て支援が総合的かつ効率的に提供されるよう，その提供体制を確保すること」が掲げられています．自治体は子育て家庭にとって身近な場所で相談に応じ，その個別のニーズを把握して，適切な施設や事業などを円滑に利用できるよう支援することが必要です．また，このような機能を果たすためには，日常的に地域の様々な関係機関や子育て支援団体などとネットワークを構築する地域連携が欠かせません．この事業を行うために研修を受けた利用者支援専門員が，母子の健康についての相談に応じる際は，関係機関と協力して支援プランを策定することも行っています（図1）[3].

7）相談支援専門員

平成18年施行の障害者自立支援法で位置づけられ，障害者の保健・医療・福祉・就労・教育の分野における相談支援・介護などの業務における実務経験を3年以上行い，相談支援従事者初任者研修を修了すると相談支援専門員として，障害者などの相談に応じ，助言や連絡調整などの必要な支援やサービス利用計画の作成を行います．指定特定・指定障害児相談支援事業所などに配置され，障害児支援を行っています．特に，医療的ケア児が在宅で過ごすとき，地域の関係機関との連携においては欠かせません．

8）地域との連携

「保育所保育指針」[1]の「第3章 4 災害への備え」の「（3）地域の関係機関等との連携」には，以下の記載があります．

　　市町村の支援の下に，地域の関係機関との日常的な連携を図り，必要な協力が得られるよう努めること．

災害発生時には，消防，警察，医療機関，学校，自治会など地域の関係機関との連携が必要です．

自治体の協力のもと，地域の防災計画の内容も確認したうえで，**協力体制や連絡体制**を**構築**することが重要です．定期的に行う避難訓練への協力なども含め，地域の実態に応じて必要な連携や協力が得られるようにしておきます．大規模な災害が発生した際には，保育所が被災したり，一時的に避難してきた地域住民を受け入れたりする可能性もあり，地域の関係機関などによる支援を得ながら，**情報の収集**および**伝達**を行います．不審者の侵入など，犯罪への対応においても**地域住民との協力**が必要です．いざというときに協力をお願いできるよう，日頃から地域の人々や関係機関との良好な関係を築いておくことも大切です．

📖 文献 ···

1）保育所保育指針（厚生労働省告示第百十七号）．〈https://www.mhlw.go.jp/file/06-Seisakujouhou-11900000-Koyoukintoujidou-kateikyoku/0000160000.pdf〔閲覧日：2021.5.22〕〉
2）内閣府ホームページ：子ども・子育て支援新制度．〈https://www8.cao.go.jp/shoushi/shinseido/〔閲覧日：2021.5.31〕〉
3）内閣府子ども・子育て本部：子ども・子育て支援新制度について．内閣府，2019．〈https://www8.cao.go.jp/shoushi/shinseido/outline/pdf/setsumei.pdf〔閲覧日：2021.5.31〕〉

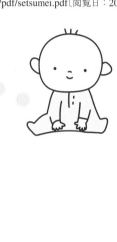
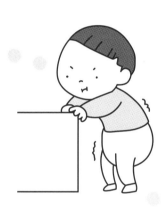
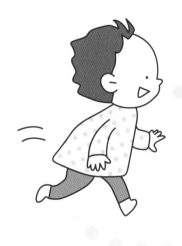
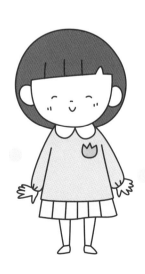

課題 1　年間の保健計画を作成してみよう

子どもの保健の基本的知識や現場で出合う様々な保育課題を質問形式にしています．講義ページとあわせて学習しましょう．

年間の保健計画について，以下のような表に月ごとに分けて作成してみよう．作成したものを比較して，どんな保健活動が必要か考えてみよう

年間保健計画

月	目標	保健行事(0〜1歳)	保健行事(2〜3歳)	保健行事(4〜5歳)	留意点	保護者との連携
4月						
5月						
6月						
7・8月						
9月						
10月						
11月						
12・1月						
2月						
3月						

課題 2　「保健だより」をつくってみよう

夏季のプール開始前の「保健だより」をつくってみよう．保護者に伝えたい，プールに参加する子どもの健康面での準備や，夏季に流行する感染症の情報などを盛り込んで，イラストなども入れながら作成してみよう．

おさらいテスト

〈解答は p.154〉

〈解答は p.154〉

問1　次の記述について，適切なものに○，適切でないものに×をつけ，誤っている箇所を訂正しなさい．

① （　　）子どもの心身の状態などを観察し，不適切な養育の兆候がみられる場合には，市町村や関係機関と連携し，「児童福祉法」第25条に基づき適切な対応を図る．

② （　　）保育中の子どもの心身の状態については，1週間に一度まとめて保護者に報告するとともに，留意事項などについては必要に応じて助言する．

③ （　　）子どもの健康および安全に関しては，専門的職員が年間を通じて計画的に取り組む．

④ （　　）子どもの健康や安全に関する取り組みの方針や具体的な活動の企画立案および，保育所内外の連絡調整の業務については，施設長が担当することが望ましい．

⑤ （　　）地域の関係機関などとは，何か困ったことがあったときに連携を図り，必要な協力が得られるよう努める．

問2　次の文は「保育所保育指針」の「第3章　健康及び安全」の一部である．（　　）にあてはまる語句を入れなさい．

① 子どもの健康に関する保健計画を全体的な計画に基づいて作成し，（　　　　）がそのねらいや内容を踏まえ，一人一人の子どもの健康の保持及び増進に努めていくこと．

② 市町村の支援の下に，地域の関係機関との日常的な（　　　　）を図り，必要な協力が得られるよう努めること．

＜本文 P.17〜21＞

課題 4 1)カウプ指数：16　（普通）

2)カウプ指数：12　（やせすぎ）

3)カウプ指数：$\dfrac{20}{1 \times 1} = 20$　（太りすぎ）

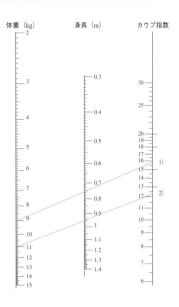

課題 5 1)身長は標準内で発育していますが，体重が6か月頃よりやや増加が停滞しています．離乳食の進め方などに問題がないか相談を受ける必要があるかもしれません．

2)乳幼児が体重増加，身長増加がないときには何らかの疾患か虐待がないかを考える必要があります．6歳の段階では明らかに異常ですが，3歳の段階で身長が標準以下の時点で慎重に経過をみていれば，早期発見できていたと思われます．

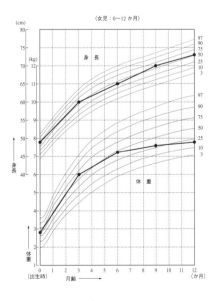

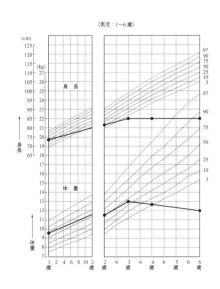

3)体重は少なめですが一応標準内で,
身長は標準からはずれて発育の偏り
があります.成長ホルモンが足りな
いなど何らかの疾患の可能性がある
ので医療機関に紹介します.

4)6歳頃より身長が標準以上に伸びて
います.第二次性徴が早くきていな
いか身体の様子をみて医療機関に紹
介します.

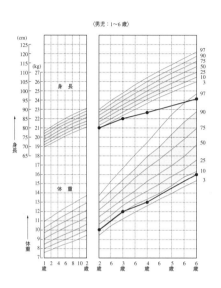

〈男児：1〜6歳〉

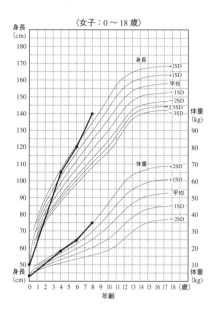

〈女子：0〜18歳〉

5)4歳より体重増加がみられ,6歳では標準範囲を大きく超えて肥満度は30%を超え
ています.食生活に問題がないか点検し,外遊びを促しましょう.

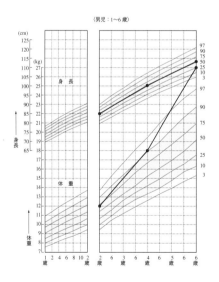

〈男児：1〜6歳〉

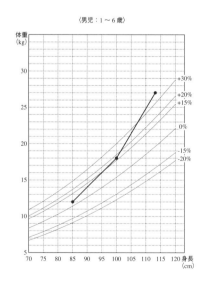

〈男児：1〜6歳〉

6) 5か月より標準範囲を超えて大き
　くなっているので医療機関に相談
　する必要があります.

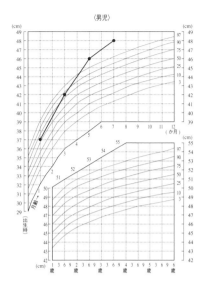

📋 第1章 おさらいテストの解答　　　　　　　＜本文 P.22＞

問1 ①×　毎年更新する　②○　③○　④○　⑤×　保護者の責任において受診する　⑥×
尿検査は3歳児健診のときのみ行う

問2 ①体表,環境温,高　②高,高,うつ　③鼻　④腹式,胸式,7　⑤30〜40,少な,増加
⑥多,120〜140,増加　⑦多,体表,不感蒸泄,多　⑧外

第2章 演習課題の解答(例)　　　　　　　＜本文 P.40〜48＞

課題4 1)首がすわっていないため,寝ているまわりに物を置かない.特に顔の近くにはビニー
ル類,ぬいぐるみを置かない.よだれかけのひもがからまないようにする.寝ている
敷き布団やマットは硬めのものにする.ベッドの柵がまったくないと何かのときに転
落するおそれがあるが,柵のすきまにも手足がはさまらないように注意する.上から
の落下物がないように注意する.

2)寝返りした際にベッドから落ちないよう,柵は常に上げておく.子どもの手の届くと
ころに口に入れられるものを置かないようにし,特に床や柱には注意する.ラック,
ベビーカー,チャイルドシートなどを使用する際は,シートベルト,ロックの確認を
する.

3)転んだときにぶつかる可能性のあるものを排除する.階段,台所,風呂場,ベランダ
などには一人で行かせないようにする.床にすべりやすいものがないか,水で濡れて
いないかを注意する.テーブルにはテーブルクロスは使わず,ひっくり返すと困るも
のを置かない.風呂の浴槽には水をためておかない.洗濯機の近く,ベランダには足

台を置かない. 誤飲, 誤嚥する危険のあるものを乳幼児の動くところには置かない. 乳幼児を自転車に乗せた状態でそばを離れない.

4) 誤飲や転倒, 怪我につながる危険のあるものには注意する. 例：タバコ, コーヒーカップ, コイン, 薬瓶, ホチキスの針, 鉛筆, 接着剤, はさみ, アイロン, 裁縫針, 床にある雑誌, 敷きっぱなしのふとん, 開いたままのドア, コンセント, コード, 花瓶, ガラス窓, ヒーター, ネコ, ソファー, 風船, ベランダのいす

5) 洗濯機の近くに足台を置かない. 子どもの手の届く位置に置いた洗剤, ドライヤー, マット, 風呂場の床, シャンプー類, 風呂場の戸, 風呂桶の湯, カミソリ, 床に置いた石けん

6) テーブルクロス, テーブルの上のスープ, 醤油瓶, ハチミツ, 床に置いたレジ袋, ゴキブリとり, 出ている引き出し, コンセント, 下のほうにあるコーヒーメーカー, 包丁, 洗剤類, レンジ, 火にかけたやかん・なべ, 冷蔵庫

7) 床には洗剤を置いておかない. 床がすべりやすくなっていないか, 便座から落ちやすくなっていないか注意する.

8) ベランダには足台を置かない. ベランダの手すりに布団を干さない. 虫さされやアレルギーのもとになる植物を置かない. 芝刈り機などを置きっぱなしにしない. 池がある場合は落ちないよう注意する. 鳥の糞など動物の排泄物がないか確認する. 庭から道路や駐車場に容易に行けないように注意する.

9) シートベルト, ヘルメットを着用する. 日焼け対策を行う. 停止したときは車輪のストッパーを留める. 自動車, 自転車とも一人で乗せたままそばを離れない.

10) 滑り台を逆から登る. 滑り台の横にいる. かばんを肩にかけたまま滑る. 滑り台の上で横を向いている. 木の棒を持って走る. ボールを追いかけて道路に飛び出す. 虫を手で捕まえている. 犬に近寄る. タバコの吸いがら, 噴水, 人が乗っているシーソー, ブランコに近寄る.

11) 子どもの手を引く. 歩道側を歩かせる. 横断歩道を渡る. バイクや自動車に近づけさせない. 道路を渡るときは左右を確認する.

12) 泳げない子どもには浮き輪をつける. 足が立つかどうか確認し, 排水溝には近寄らせない. 日焼け対策. 体調に気をつける. 大人が目を離さない.

13) 順番に乗る. 座席にきちんと座るか, 立っているときには何かにつかまる. 動いているときに立ち上がらない. 窓から手や顔を出さない. 降りるときには大人が先に出て誘導する. 最後に全員が降りたかどうか確認する.

14) プラットホームでは白線より内側で待つ. ホームではしゃいだりしない. 列車に乗るときには足下を確認する. 車内ではきちんと座るか, 立っているときには何かにつかまる. 列車から降りるときには足下を確認する. 階段, エスカレーターに注意する.

15) 体格差があるときには大人がそばにいる. 走り回る子どもと乳児は一緒にしない. おもちゃの取り合いのときにはそばに行く. 転んだりぶつかったりしないように, 人数が多過ぎないようにする. 床に遊んだおもちゃを置きっぱなしにしないようにする.

課題12 2) 煙の流れ方によっては, 身体を低くして避難したほうがよい場合もある.

3) 普段から避難訓練の手順を確認し, 押さない・騒がないなど「おかしもち」を徹底しておく. 避難するときには, 子ども同士で2人ずつ手をつながせる. 衣服に火がついた場合は走り回らせず床に転がせて消火する.

6) 「171」をダイヤルし, 音声ガイダンスに従って伝言の録音, 再生を行う（ＮＴＴグル

ープホームページ：災害用伝言ダイヤル（171）（https://www.ntt.co.jp/saitai/171.html 〔閲覧日：2021.5.27〕）.

10)a　雷が鳴り出したら，早めに校舎内に避難する．何もない校庭を横切るのは危険なため，壁沿いに動く.

　　b　大雨で浸水の危険があるときには，外出を控える．どうしても外出しなければならないときには，一人ひとりの子どもに大人が付き添う.

　　c　災害の危険があるときには，外出せず，川の近くには行かない.

📋 第2章 おさらいテストの解答　　　　　　＜本文 P.49＞

[問1]　①窒息，転落，転倒（転落，転倒は順不同）　②頭，顔，上，下　③PTSD（外傷後ストレス障害），早　④心身，点検，共有，教育

[問2]　①○　②○　③×　水温が22℃以上，気温が水温より高いことが必要

第3章 演習課題の解答（例）　　　　　　＜本文 P.66〜70＞

[課題4]　3)まわりの人が，AEDで通電する人に触れていないか確認する．床が濡れていたりすると感電するおそれがあるため，水を拭き取る.

　　4)救急隊に引き継ぐまで，心肺蘇生を続けて行う.

　　5)プールサイドの濡れていないところに連れていくか床にタオルを敷くなどし，身体の水分は拭き取る．タオルがないなど，水分を拭き取ることができないときには，通電は行わない.

[課題5]　1)食べている途中で急に咳き込んだとき，喘鳴が聞こえたとき，苦しそうに喉に手をもっていき声が出せないとき.

　　2)誤嚥したことを確認したら，人を呼び，救急車の手配を依頼する．そばから離れず，誤嚥物を取り出す処置を行う.

　　3)成人：「喉に物がつまったのですか？」と尋ね，声が出ないようであれば，背中を強く叩く．それでも物が出てこないようであれば，後ろに回って，両手を腹部でつなぎ，強く上方へ突き上げる.

　　　　妊婦：腹部を圧迫することはできないので，胸部を後ろから圧迫する.

　　　　幼児：腹部突き上げ法

　　　　乳児：胸部突き上げ法，背部叩打法

　　4)かみきれない大きなものを食べたとき，食べながら笑ったり咳をしたとき，歩きながら食べているとき（ピーナッツなどの豆類，餅，こんにゃくゼリー，ガム，飴など）

[課題6]　1)口の周りや手についているものを確認する．硬貨などを誤飲した場合，よだれが止まらなくなる.

　　2)誤飲が疑われるものと同じものを持参して，救急医療機関を受診する.

3)タバコや医薬品は吐かせてよいが，それ以外のものは吐かせない．

4)誤飲する危険があるものが置いてないか，常に子どもの目線で点検をする．

課題 7 1)汚れている場合は流水でよく洗う．

2)切り傷のところをくっつけて押さえる．傷が深いときには清潔なガーゼなどで押さえて，医療機関に行く．

3)出血している部位を清潔なガーゼで圧迫する．止血が難しいとき，動脈を傷つけたときには 10 分以上圧迫する．乳幼児で泣いているときには，泣き止ませる．

4)清潔なガーゼなどで出血している部位をしっかり圧迫する．

5)鼻をつまんで鼻根部を冷やす．下を向かせて鼻の付け根をしっかり押さえる．乳幼児で泣いているときには，抱いて泣き止ませる．

6)手足の大きな傷の場合は，心臓に近い部位をひもかハンカチでしばり心臓より高くする．出血量が多いときには，救急車を呼び，足を高くして寝かせる．

課題 8 1)流水か保冷剤で痛みがなくなるまで冷やす．

2)歩き回らない．大きな布で身体を巻き燃え広がらないようにする，衣服の上から冷水のシャワーをかける．

3)冷水で口をすすいで，直ちに救急車で医療機関に連れて行く．

課題 9 〔予防〕

1)WBGT 21〜25 ℃：熱中症の徴候に注意し，積極的に水分塩分補給する．

2)WBGT 25〜28 ℃：積極的に休息をとり，水分塩分補給する．

3)WBGT 28〜31 ℃：激しい運動や持久走は避け，運動する場合も積極的に休息をとり，水分塩分補給を行う．体力のない者や暑さに慣れていない者は運動を中止する．

4)WBGT 31 ℃以上：特別の場合以外は，運動を中止する．

〔処置〕

1)熱けいれん：けいれんしている筋肉を冷やし，水分補給する．

2)熱疲労：涼しいところに連れて行き，塩分を含む水分を補給．

3)熱射病：涼しいところに連れて行き，衣服を脱がせて水で湿らせたタオルやスポンジで身体を拭き，救急車を呼ぶ．

第3章 おさらいテストの解答   〈本文 P.71〜72〉

問 1 ①近，圧迫，高 ②嘔吐，目つき，意識 ③流水，10〜15，痛み，着たまま，気道 ④飲，タバコ ⑤嚥，咳き込，喘鳴，背中 ⑥熱中症，塩分

問 2 ①× CAB の順 ②× 1 人で行うときには，胸骨圧迫 30 回に人工呼吸 2 回の割合で行う ③× 呼吸していないときは胸骨圧迫を行わなければならない

問 3 ①下顎，下方 ②口，口，鼻，口，鼻，口 ③2，片手，両手(片手，両手は順不同)，100〜120，30

問 4 ①悪寒，薄着，水分 ②脱水症，尿 ③加湿，水分，背中 ④検温，場所，性状

第4章 演習課題の解答（例）　<本文 P.84～85>

課題1　1)突発性発疹
　　　　2)麻疹
　　　　3)風疹
　　　　4)水痘
　　　　5)伝染性紅斑
　　　　6)手足口病
　　　　7)溶連菌感染症

第4章 おさらいテストの解答　<本文 P.86～87>

問1　①生ワクチン，不活化ワクチン，mRNA ワクチン　② 27，ない　③ジフテリア，百日咳，破傷風，ポリオ(ジフテリア，百日咳，破傷風，ポリオは順不同)，麻疹，風疹(麻疹，風疹は順不同)

問2　①麻疹　②水痘　③流行性耳下腺炎　④風疹　⑤伝染性紅斑　⑥咽頭結膜熱　⑦伝染性膿痂疹　⑧伝染性軟属腫

問3　①突発性発疹　②手足口病　③麻疹　④水痘　⑤風疹　⑥伝染性紅斑　⑦ヘルパンギーナ　⑧溶連菌感染症　⑨咽頭結膜熱　⑩百日咳

問4　①×　解熱後3日を経過するまで　②○　③○　④×　すべての発疹が痂皮化するまで　⑤×　発疹が消失するまで　⑥×　発症した後5日を経過し，かつ解熱後2日，幼児は3日を経過するまで　⑦○

問5　①×　1週間後ではなく4週間以上後　②○　③○　④×　同じ受診時に別の箇所に接種すること　⑤○

問6　①白色便嘔吐下痢症(ロタウイルス感染症)
　　　尿量が減る，皮膚の張りがなくなる，口唇が乾くといった症状を確認したら，白色便嘔吐下痢症を疑う．ミルクを嘔吐するようになったらイオン飲料などで水分を補給する．水様便が出るようになったらミルクは薄めにして1回量を減らし，水分補給の回数を増やす．離乳食は中止する．下痢が続く場合はオムツかぶれにならないようケアし，尿の回数をチェックして脱水症にならないようにする．食事を再開するときは消化のよいものにし，離乳食の場合は前の段階の離乳食に戻す．
　　　②伝染性膿痂疹(とびひ)
　　　医療機関で診察を受け，抗菌薬などの投薬を受ける．夏場は特に，汗を洗い流す，症状があるときはプールに入らない，タオルを共用としないなどに気をつける．

第5章 演習課題の解答(例)

<本文 P.124～128>

課題7　1)B　2)C　3)D　4)A　5)E

課題8
・絨毯を取り除く

・動物を室内で飼わない

・ぬいぐるみを置かない

・室内に鉢植えの植物を置かない

・布製のソファーを置かない

・本棚にほこりがつかないような戸をつける

・カーテンを洗う

・エアコンのフィルターを洗う

・ほうきではなく，ほこりが出ないような掃除の仕方にする

・おもちゃ箱にふたをする

課題9　1)上着，下着を重ねて，すぐに腕や足が通せるようにする．

2)動きが悪いほうの腕から袖を通して衣服を着る．衣服を脱ぐときは，動きがいいほうの腕から脱ぐ．

3)股関節脱臼にならないように無理な動きをさせない．

課題10　1)ハンドルのところにブレーキがない場合は，ハンドルをしっかり握って動かす．下り坂のときには，進行方向の反対に向いて後ろ向きで降りる．

2)段差があるところでは，前輪を持ち上げて行う．

3)肢体不自由児を乗せるときには，車輪をロックしてから乗り降りする．そばを離れるときや乗り物に乗っているときは，必ず車輪をロックする．

4)座位を保つことが困難な場合は，リクライニングができ，頭を固定する枕がある車いすを用いる．

課題11　1)スイッチを入れ，吸引圧がかかることを確認し，圧が高過ぎないようにする．

子どもの年齢に合わせたカテーテルを用意する．

カテーテル内腔を洗浄するための蒸留水を用意する．

カテーテルの表面はアルコール綿で拭く．

吸引器のチューブと吸引カテーテルをしっかり接続してからスイッチを入れる．

2)子どもの頭部を動かないようにしっかり固定する．

カテーテルを挿入するときには，先端に圧がかからないように，手元のカテーテルの部分を指で折り曲げて挿入し，吸引するところまで挿入したら，指を離す．

3)分泌物を吸引しているときは，カテーテルを回しながら吸引する．

吸引時間は 10 秒以内とし，長過ぎないようにする．

4)無菌操作で行わなければならないので，カテーテルは無菌の手袋かピンセットでつまんで挿入する．挿入は手早くし，吸引時間は長過ぎないように特に注意する．

課題12　(参考)

1)紙芝居

日本学校保健会：ぜんそくってなあに（教材）(https://www.gakkohoken.jp/book/ebook/ebook_other0020/other0020.pdf〔閲覧日：2021.6.4〕)

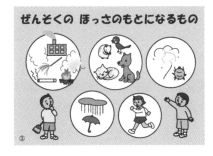
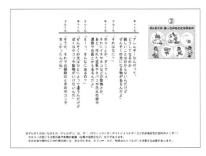

2）絵本

くまもとぱれっと（長期療養中の子どもと暮らす家族の会）ホームページ：絵本紹介
（http://www.kumamoto-palette.org/-books/〔閲覧日：2021.6.4〕）
堺市図書館ホームページ：病気や障害と生きるこどもたちによりそうブックリスト
（https://www.lib-sakai.jp/booklist/corner/201602kenkou01.htm〔閲覧日：2021.6.4〕）
3）啓発人形劇

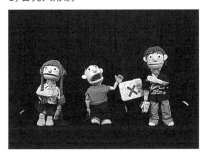

📋 第5章 おさらいテストの解答 ＜本文 P.129〜130＞

問1　①治療，発達　②保護者，きょうだい　③アレルゲン，環境，季節　④発作，ダニ，ハウスダスト（ダニ，ハウスダストは順不同）　⑤姿勢，よい，悪い　⑥離乳，離乳食，押し出し反射，貧血　⑦離乳，１歳〜１歳３か月，卒乳　⑧下顎切，4，乳臼　⑨ノンレム，レム

問2　①×　動物の毛はアレルギー疾患を悪化させやすい　②○　③×　医療機関で診断を受けてから除去し，代わりの栄養をどうするか指導を受ける　④×　呼気が延長する　⑤○
⑥×　発作が起きていないときには，できるだけ通常の活動にも参加させる　⑦○　⑧○
⑨○　⑩○　⑪×　レム睡眠は「身体の眠り」でノンレム睡眠は「脳の眠り」である
⑫○

問3　①IgA　②鉄　③６か月，20本　④６歳，32本

📋 第6章 おさらいテストの解答　　　　　　　　　　　　＜本文 P.144＞

問1　①○　②×　日々，必要に応じて保護者に報告する　③×　全職員で取り組む　④×　看護師や専門知識をもつ職員，経験豊富な職員などが担当することが望ましい　⑤×　いざというときのために事前に協力体制や連絡体制を構築しておき，日常から良好な関係を築いておく

問2　①全職員　②連携

索引

和文

欧文

授業で現場で役に立つ！

子どもの健康と安全 演習ノート　改訂第2版　　ISBN978-4-7878-2532-2

2019 年 11 月 29 日	初版第 1 刷発行
2021 年 4 月 16 日	初版第 4 刷発行
2021 年 11 月 8 日	改訂第 2 版第 1 刷発行
2022 年 9 月 22 日	改訂第 2 版第 2 刷発行
2024 年 2 月 15 日	改訂第 2 版第 3 刷発行

※前書
「これならわかる！小児保健実習ノート」
　　　初　　版第 1 刷　2007 年 11 月 30 日発行
　　　改訂第 2 版第 1 刷　2009 年 12 月 15 日発行
「これならわかる！子どもの保健演習ノート」
　　　初　　版第 1 刷　2012 年 1 月 10 日発行
　　　改訂第 2 版第 1 刷　2013 年 12 月 26 日発行
　　　改訂第 3 版第 1 刷　2016 年 12 月 27 日発行
　　　改訂第 3 版追補第 1 刷　2019 年 3 月 15 日発行

編 著 者	小林美由紀	
編集協力者	榊原洋一，森脇浩一	
発 行 者	藤実彰一	
発 行 所	株式会社　診断と治療社	

　　　　　　〒 100-0014　東京都千代田区永田町 2-14-2　山王グランドビル 4 階
　　　　　　TEL：03-3580-2750（編集）　03-3580-2770（営業）
　　　　　　FAX：03-3580-2776
　　　　　　E-mail：hen@shindan.co.jp（編集）
　　　　　　　　　　eigyobu@shindan.co.jp（営業）
　　　　　　URL：http://www.shindan.co.jp/

装　　幀	株式会社サンポスト
本文イラスト	松永えりか
印刷・製本	広研印刷 株式会社